新疆生产建设兵团肿瘤登记报告
（2017—2018 年）

主　审　郭淑霞　韦鹏军

主　编　李　锋

科学出版社

北　京

内 容 简 介

本书分7个部分,包括肿瘤登记的背景、登记方法、数据来源与质量评价、常用统计分析指标,以及肿瘤登记地区整体恶性肿瘤发病、死亡和负担的顺位情况及新疆生产建设兵团2个肿瘤登记处(兵团第七师、兵团第八师)恶性肿瘤发病、死亡和负担的顺位情况。本书可为开展癌症早诊早治工作评价和防治措施效果评估奠定基础,为卫生行政部门对恶性肿瘤的预防控制提供决策依据,并为肿瘤防治的基础性、前瞻性技术研究和肿瘤防治技术的交流与合作等搭建技术平台。

本书适用于基层肿瘤防控机构人员、肿瘤流行病学研究人员及对肿瘤防治感兴趣的人群参考阅读。

图书在版编目(CIP)数据

新疆生产建设兵团肿瘤登记报告. 2017—2018年 / 李锋主编. —北京:科学出版社,2022.3

ISBN 978-7-03-071790-0

Ⅰ.①新… Ⅱ.①李… Ⅲ.①生产建设兵团–肿瘤–卫生统计–统计资料–新疆–2017–2018 Ⅳ.①R73-54

中国版本图书馆 CIP 数据核字(2022)第 045446 号

责任编辑:康丽涛 / 责任校对:张小霞
责任印制:徐晓晨 / 封面设计:吴朝洪

科 学 出 版 社 出版
北京东黄城根北街 16 号
邮政编码:100717
http://www.sciencep.com

北京九州迅驰传媒文化有限公司 印刷
科学出版社发行 各地新华书店经销
*
2022 年 3 月第 一 版 开本:787×1092 1/16
2022 年 3 月第一次印刷 印张:14 1/4
字数:325 000
定价:98.00 元
(如有印装质量问题,我社负责调换)

编　委　会

杨　兰（石河子大学医学院）

张海俊（石河子大学医学院）

陈　瑜（新疆生产建设兵团第八师疾病预防控制中心）

陈云昭（苏州市高新区人民医院）

周　倩（新疆生产建设兵团第七师疾病预防控制中心）

庞丽娟（石河子大学医学院）

郑　义（石河子大学医学院第一附属医院）

赵　瑾（石河子大学医学院）

胡云华（石河子大学医学院）

胡建明（石河子大学医学院）

徐上知（石河子大学医学院）

郭淑霞（石河子大学医学院）

崔晓宾（南京大学医学院附属鼓楼医院）

姬长海（新疆生产建设兵团第八师卫生局）

彭　昊（石河子大学医学院）

前　言

　　世界卫生组织（WHO）关于癌症控制的决议指出，癌症控制的出路在于预防，主要措施是危险因素控制和早期发现。因此，建立和完善肿瘤登记报告系统，对监测癌症发生和变化趋势，开展癌症早诊早治工作评价和防治措施效果评估都具有非常重要的意义。

　　恶性肿瘤已经成为我国重大的公共卫生问题。全面、准确和及时掌握人群恶性肿瘤发病与死亡及相关因素信息是肿瘤预防和控制的基础工作。为加速推广我国肿瘤登记工作，2002 年卫生部决定由中国医学科学院肿瘤医院和全国肿瘤防治研究办公室建立"全国肿瘤登记中心"，负责全国肿瘤登记资料的收集、审核和出版、编写肿瘤登记工作指导手册，开展培训，组织研讨和加强国际通用的肿瘤登记统计方法，编撰出版了《中国肿瘤登记年报 2004》。2009 年以来，年报采用了中英文双语的方式出版，标志着我国肿瘤登记工作已迈入常规化和制度化的进程。2010 年，新疆生产建设兵团建立肿瘤登记系统，获得了肿瘤登记地区恶性肿瘤发病、死亡数据，这表明新疆生产建设兵团肿瘤登记工作受到各级政府的重视。

　　《新疆生产建设兵团肿瘤登记报告（2017—2018 年）》涵盖了 2014～2015 年新疆生产建设兵团肿瘤登记地区恶性肿瘤发病、死亡情况，本报告分为 7 个部分，对新疆生产建设兵团肿瘤登记背景及登记方法、登记地区整体恶性肿瘤发病与死亡情况，以及 2个肿瘤登记处（包括新疆生产建设兵团第七师、新疆生产建设兵团第八师）恶性肿瘤发病与死亡情况等进行了介绍，为卫生行政部门对恶性肿瘤的预防控制提供决策依据，并为肿瘤防治的基础性、前瞻性技术研究和肿瘤防治技术的交流与合作等搭建技术平台。

　　《新疆生产建设兵团肿瘤登记报告（2017—2018 年）》按照国家肿瘤登记报告的形式进行描述，标志着新疆生产建设兵团的肿瘤登记工作经过多年的不懈努力，已迈入常规化、制度化的进程。感谢参与数据分析的学生：冉珊珊、高鑫、马铭孝、张静怡、李胜、朱晓丽、董欣颖、张梦瑶、范奔、耿玉庆、孙立明、谢璐、何茂郎、祝叶丞、柳甜甜、雷壮、柏少慧、李婷、张子怡、王仁举。在此也感谢所有参与和支持新疆生产建设兵团肿瘤登记工作的人士多年来为肿瘤登记事业作出的贡献。

　　鉴于编者水平有限，书中难免有不尽如人意的地方，诚请各位读者不吝批评、指正。

编委会

2021 年 10 月

目　　录

1 背　景

世界卫生组织公布的资料表明，恶性肿瘤已成为严重危害人类生活、健康和生命的重要疾病。恶性肿瘤的控制已成为全球各国政府的战略要点，而掌握癌症情况是制定恶性肿瘤控制规划的基本依据。

肿瘤患者的登记工作可以追溯到 18 世纪，1728 年在伦敦进行的肿瘤普查是肿瘤登记工作的萌芽。一直到 20 世纪初，学者们一直在努力寻求一种可信而且可比的疾病发病、死亡统计方法。1965 年世界卫生组织所属的国际癌症研究机构（IARC）和国际癌症登记协会（IACR）宣告成立，对肿瘤登记技术、方法进行指导，制定统一的、规范的统计指标，定期召开学术会议进行交流。目前，IACR 在全球 100 多个国家拥有 400 多个会员机构，其中 75%为肿瘤登记机构，为肿瘤流行病学、病因学和恶性肿瘤控制研究提供了大量重要信息。

2002 年卫生部为加速推广我国肿瘤登记工作，成立了"全国肿瘤登记中心"并要求"在全国开展肿瘤登记报告工作"，建立全国统一、规范并与国际接轨的登记报告制度和工作网络，及时了解恶性肿瘤的发病、死亡与生存状况等基本信息，为制定肿瘤防治措施与规划决策提供科学依据。经过多年的探索和努力，截至 2018 年年底，全国肿瘤登记处已达到 339 个，覆盖人口超过了全国人口的 21.07%。肿瘤登记的质量也得到了快速的提高。

肿瘤登记工作是恶性肿瘤预防与控制实施的基础工程，虽然新疆生产建设兵团（简称兵团）肿瘤登记工作起步较晚，但是在规范、统一、标准化的管理模式下，肿瘤登记工作取得了长足的发展，初步建立了兵团肿瘤登记系统，在兵团 2 个点建立肿瘤登记处，肿瘤登记覆盖兵团 76.4 万人口，占兵团近 33%的人口。

兵团肿瘤登记工作在原卫生部、全国肿瘤登记中心的指导下，在兵团卫生健康委员会的领导下，已建立了肿瘤登记报告制度，并成立了肿瘤登记工作领导小组，至 2010 年兵团肿瘤登记数据已被纳入全国肿瘤登记报告中。各年度的肿瘤登记数据正在进行审核、统计、分析，将以报告形式进行数据发布。

我们相信，在国家卫生健康委员会、国家癌症中心和兵团卫生健康委员会的正确领导和支持下，依靠肿瘤防治工作者的不懈努力和有关部门与社会各界的支持，在更加规范、更加严谨的前提下，肿瘤登记工作领导小组将为新疆生产建设兵团肿瘤的预防与控制战略提供更为及时、更加准确的癌症登记信息。

2 登记方法

肿瘤登记报告是一项按一定的组织系统经常性地搜集、贮存、整理、统计分析和评价肿瘤发病、死亡及生存资料的统计制度。目的是描述肿瘤危害的范围和特征，为国家和卫生行政部门制定和规划肿瘤防治策略并为评价监测和防治的效果提供客观依据。

2.1　建立肿瘤登记报告制度，设立肿瘤登记处

在开展肿瘤登记报告的地区，首先要由当地政府或卫生行政部门制定和颁布实行肿瘤登记报告制度的法律法规或规范性文件，建立肿瘤登记处，配备相应的工作人员、设备及经费。同时制订肿瘤登记报告实施细则，以保证此项工作的建立和长期的正常运行。

确立肿瘤新发病例和死亡病例发现途径，与基层医疗保健网络、有肿瘤诊治能力的医疗机构、城镇医疗保险机构及新型农村合作医疗机构建立工作关系，开展病例核实和随访工作，保证数据的准确性。以完善的生命统计资料为基础，开展死亡补充发病登记工作，并定期从公安、统计部门取得人口资料。肿瘤登记处的工作人员必须经过专业培训。

2.2　肿瘤登记资料收集方法与内容

我国肿瘤登记处收集资料的方法，主要以被动登记为主，由各医疗机构中负责诊治肿瘤病例的医务人员填写肿瘤报告卡或表格，经医院汇总后定期报送到肿瘤登记处。部分新发病例是由肿瘤登记处派遣工作人员主动到各医疗单位查阅肿瘤新病例的诊疗病史，摘录于统一的肿瘤病例登记表格上。

2.2.1　人口资料

人口资料的收集是肿瘤登记工作的基本内容之一。人口资料的来源主要有两个渠道：一是利用人口普查资料；二是由公安、统计部门逐年提供相应的人口资料。

人口资料应包括居民人口总数及其性别、年龄构成。每年的居民人口总数通常采用年均人口数。从人口普查或公安、统计部门获得的人口报表一般只提供间隔一定年限的分性别、年龄组的人口数，每年的年龄别人口资料可以利用人口普查资料和人口抽样调查资料，

通过"内插法"等方法推算。

2.2.2 新发病例资料

肿瘤新发病例的报告范围是全部恶性肿瘤（ICD-10：C00.0-C97）和中枢神经系统良性肿瘤（D32.0-D33.9）及动态未定或未知的肿瘤（D42.0-D43.9）。肿瘤登记处收集新发病例资料的基本方法是由各医疗机构诊治肿瘤新发病例的医务人员填写肿瘤登记报告卡，经医院汇总后统一报送至肿瘤登记处。要求肿瘤登记处所辖区域具有肿瘤诊治能力的全部医疗机构，按时上报新诊断的病例资料。

新发病例基本资料包括姓名、性别、年龄、出生日期、居住地址、肿瘤名称、肿瘤部位（亚部位）、组织（细胞）学类型、诊断日期、诊断单位、诊断依据、死亡日期；如有条件还要求填报诊断时分期、治疗方法等。

2.2.3 死亡资料

肿瘤死亡登记报告必须在健全的人口死因登记报告制度的基础上进行。肿瘤登记处一般通过本地区负责死因统计的专业机构（疾病预防控制中心、医院或肿瘤防治研究所等）获得恶性肿瘤死亡病例资料。肿瘤登记处定期获得在肿瘤登记报告范围内的居民最终死亡原因的死亡医学证明书或死亡数据库信息，与肿瘤发病数据库进行核对、查实，剔除重复、死亡补充发病，以确保肿瘤发病登记报告数据的完整性和有效性。

全死因资料还可以为肿瘤登记提供死于非肿瘤原因的肿瘤病例的死亡资料，是肿瘤病例生存资料的主要来源。有条件的登记处可定期将肿瘤登记数据与全死因登记资料进行核对。

2.3 肿瘤登记工作资料整理

2.3.1 肿瘤登记资料整理与随访

2.3.1.1 报告卡验收

肿瘤登记处工作人员收到各报告单位上报的肿瘤报告卡后，应剔除非恶性肿瘤和非本地区常住户口的病例，检查卡面书写情况，发现漏填、项目不完整或内容可疑的，应退回报告单位重新填写。

2.3.1.2 报告卡编码

目前国内外肿瘤登记处一般采用 WHO 编制的国际疾病分类第 10 版（ICD-10）中肿瘤部分或国际疾病分类肿瘤学分册第 3 版（ICD-O-3）系统编码。我国肿瘤登记处要求使用

ICD-O-3 进行编码，并采用 ICD-10 对登记资料进行统计分类。

2.3.1.3 死亡补充发病

为减少漏报例数，肿瘤登记处每年将收集的肿瘤死亡资料与肿瘤报告资料进行核对，对只有死亡证明书而没有肿瘤报告卡（即发病漏报）的病例应进行追溯调查，获得相关诊断信息（肿瘤的部位、病理学类型、诊断日期等），补充填写肿瘤发病卡。

2.3.1.4 剔除重复报告卡

恶性肿瘤病人常同时到几家医院就诊，重复报告概率大，因此在整理肿瘤报告卡时应剔除重复报告卡。剔除重复报告卡的方法有两种：一种是手工直接核对法；另一种是利用计算机将可能的重复卡选出，然后人工核对后剔除。重复报告卡的定义是姓名、性别、地址、诊断和出生日期相同，或年龄相近。如果遇到出生日期、性别、地址和诊断相同，姓名音同字不同，或姓名不同的病例，应予以核实。

2.3.1.5 报告卡的存放

报告卡经编码、剔重并完成年度统计后，按照一定的规则存放，以备核查。各肿瘤登记处根据实际情况制定相应的原始报告卡存放规则（包括存放顺序、存放期限等）。

2.3.1.6 肿瘤病例的随访

全部登记处都要做到被动随访，即通过肿瘤死亡报告资料与发病资料进行查对，掌握肿瘤病例的生存情况。在肿瘤防治（或疾病防治）网络完善的地区，推荐主动随访，即通过基层卫生服务机构人员或派专人进行访视，了解肿瘤病例的生存情况。访视的方式一般为上门访视，时间间隔可根据病人的生存状况确定，但至少 1 年 1 次。通过访视，可了解病人的生存状况、居住地址和户口地址变迁状况等，还可收集病人进一步诊断、治疗、转移、复发等情况，并可为病人提供生活起居指导、定期医学监护提醒等基本卫生服务。

2.3.2 肿瘤登记资料的评价和报告撰写

2.3.2.1 肿瘤登记资料质量的评价

评价肿瘤登记资料的质量包括四个方面：可比性、有效性、完整性、时效性。评价肿瘤登记报告质量的主要指标：各类诊断依据所占比例，包括形态学诊断确认比例（MV%），根据死亡报告补充登记的只有死亡证明书比例（DCO%）。同期登记的肿瘤死亡病例数与新发病例数之比（M/I），其他和未指明部位及原发部位不明的肿瘤新发病例数所占比例（O&U%），常见恶性肿瘤的逐年发病率是否基本稳定，以及人口资料评价指标、性别、年龄构成和性别比等。

2.3.2.2　常规分析报告和专题报告

定期编写肿瘤登记资料的分析报告是肿瘤登记机构重要的职能之一。肿瘤登记年报的主要内容：肿瘤登记机构介绍、登记地区及人口的描述、登记的肿瘤分类、某一时期内登记的恶性肿瘤新发病例数和死亡病例数，按性别、年龄、部位分组、常见肿瘤部位的登记病例数、发病率（死亡率）和标化发病率（死亡率）、年度报告常用的一些统计指标等。

3 数据来源与质量评价

3.1 数据来源

3.1.1 数据来源登记处分布

2017~2018 年兵团卫生与计划生育委员会要求开展肿瘤登记工作的各肿瘤登记处，未上报 2014~2015 年恶性肿瘤登记资料或已经上报但数据有更新的肿瘤登记处，于 2018 年 10 月 20 日以前，将数据上报至兵团卫生与计划生育委员会。

全兵团共有 2 个登记处提交了 2014~2015 年肿瘤登记资料。登记处分布在兵团 2 个师（兵团第七师奎屯市、兵团第八师石河子市）。

3.1.2 数据来源登记处覆盖范围

各肿瘤登记处上报的数据均覆盖辖区城市和农村人口，全兵团 2 个肿瘤登记处覆盖范围为 5 个街道办事处，2 个镇，29 个农牧团场，覆盖人口为 76.4 万。

3.2 登记资料质量评价

3.2.1 数据纳入标准

《2013 年新疆恶性肿瘤发病与死亡报告》编委会和全国肿瘤登记中心肿瘤登记专家组，根据《肿瘤随访登记技术方案》有关要求，以及 IARC／IACR 的《五大洲恶性肿瘤发病率》数据入选标准，结合我国肿瘤登记的实际情况，制定了本书数据入选标准（表 3-1）。

表 3-1 中国恶性肿瘤发病与死亡数据入选标准

A 级	B 级	拒绝接受
覆盖全部人口	覆盖全部人口或特定人口	覆盖人口不明确
已建立完善规范的全死因监测系统	死因监测系统不够完善，数据质量较差	无死因监测系统
诊断依据不明比例＜10%	诊断依据不明比例＜20%	诊断依据不明比例≥20%

续表

A 级	B 级	拒绝接受
0.60＜M/I＜0.80，主要肿瘤 M/I 合理	0.55＜M/I＜0.85，主要肿瘤 M/I 比较合理	M/I≤0.55，M/I≥0.85，主要肿瘤 M/I 不合理
66%＜MV%＜85%	55%＜MV%＜95%	MV%≤55%，MV%≥95%
肿瘤变化趋势稳定，水平合理	肿瘤变化趋势相对稳定，水平比较合理	肿瘤变化趋势不稳定，水平不合理

3.2.2 登记资料的审核与选取

兵团卫生与计划生育委员会根据以上标准，并参照《中国肿瘤登记工作指导手册》对登记质量的有关要求，以及 IARC/IACR 对登记质量的有关要求，按照 IARC 编制的 CanReg4 输入数据库，使用数据库软件 MS-FoxPRo、MS-Excel 及 IARC/IACR 的 IARC-crgTools 软件，对石河子市、奎屯市 2014～2015 年原始登记资料进行审核、整理，对登记资料的完整性和可靠性进行评估。

4 常用统计分析指标

4.1 年均人口数

年均人口数是计算发病（死亡）率指标的分母，精确地计算一年内每一天暴露于发病（死亡）危险的生存人数之和除以年内天数，但实际上很难掌握每一天的生存人数，因而常用年初和年末人口数的算术平均数作为年均人口数的近似值。

$$年均人口数 = \frac{年初（上年末）人口数 + 年末人口数}{2}$$

年中人口数指 7 月 1 日零时人口数，如果人口数变化均匀，年中人口数约等于年均人口数，可以用年中人口数代替年均人口数。

性别、年龄别人口数是指按男、女性别和不同年龄分组的人口数，通常可以利用人口普查资料的性别、年龄别人口构成比作为非人口普查年份推算，但离人口普查年份越远，年龄别人口数的推算结果越不准确，建议用"内插法"推算。

性别、年龄的分组，规定以 5 岁为组间距（年龄分组均包含下限，不包含上限）：不满 1 岁、1~5 岁、5~10 岁、10~15 岁……75~80 岁、80~85 岁、85 岁及以上。

4.2 发病（死亡）率

发病（死亡）率又称为粗发病（死亡）率，是指某年该地登记的每 10 万人口恶性肿瘤新发（死亡）病例的比例，反映人口发病（死亡）水平。

$$发病（死亡）率（1/10万）= \frac{某年某地恶性肿瘤新发（死亡）病例数}{某年某地平均人口数} \times 100\,000$$

肿瘤别发病（死亡）率，反映某年某地每 10 万人口中发生（死于）某种肿瘤的人数。

$$肿瘤别发病（死亡）率（1/10万）= \frac{某年某地某种恶性肿瘤新发（死亡）病例数}{某年某地平均人口数} \times 100\,000$$

4.3 性别年龄别发病（死亡）率

人口的性别、年龄结构是影响恶性肿瘤发病（死亡）水平的重要因素，性别年龄别发病（死亡）率，反映人口发病（死亡）随年龄增长的动态过程，也是计算寿命表、标化率等所必需的数据。

$$男(女)性某年龄别发病(死亡)率(1/10万)=\frac{男(女)性某年龄别新发(死亡)病例数}{男(女)性同年龄别年均人口数}\times 100\,000$$

4.4 年龄别发病（死亡）率

由于粗发病（死亡）率受人口年龄构成的影响较大，因此在对比分析不同地区的发病（死亡）率或同一地区人群不同时期的发病（死亡）水平时，为消除人口年龄结构对发病（死亡）水平的影响，需要计算按年龄标准化的发病（死亡）率，即指按照某一标准人口的年龄结构所计算的发病（死亡）率。目前，中国常用的标准人口是2010年人口普查的人口年龄构成，此外还有国际通用的世界人口年龄构成，供进行国际比较时计算世界人口标化率。表4-1为中国人口和世界人口年龄构成，可供计算年龄标化率时选用。年龄标准化发病（死亡）率的计算（直接法）：

（1）计算年龄组发病（死亡）率；

（2）以各年龄组发病（死亡）率乘以相应的标准人口年龄构成百分比，得到各年龄组相应的发病（死亡）率；

（3）各年龄组的发病（死亡）率相加之和，即为标准化发病（死亡）率。

$$标准化发病(死亡)率(1/10万)=\frac{\sum\left[标准人口年龄构成百分比\times 年龄组发病(死亡)率\right]}{\sum 标准人口年龄构成}\times 100\,000$$

表 4-1 标准人口构成（%）

年龄组（岁）	中国人口构成（2010年）	世界人口构成（2000年）
0~1	1.03	1.76
1~5	4.63	7.04
5~10	5.32	8.70
10~15	5.62	8.60
15~20	7.49	8.50
20~25	9.57	8.20
25~30	7.58	7.90
30~35	7.29	7.60
35~40	8.86	7.20
40~45	9.37	6.60
45~50	7.92	6.00
50~55	5.91	5.40
55~60	6.10	4.60
60~65	4.40	3.70
65~70	3.08	3.00

年龄组（岁）	中国人口构成（2010 年）	世界人口构成（2000 年）
70～75	2.47	2.20
75～80	1.79	1.50
80～85	1.00	0.90
85+	0.57	0.60

注：年龄分组均包含下限，不包含上限，如"0～1"表示≥0岁且<1岁；"1～5"表示≥1岁且<5岁；以此类推；全书年龄分组均按此形式表示，含义相同。

4.5　分　类　构　成

表 4-2 和表 4-3 为国际上常用的恶性肿瘤 ICD-10 分类统计表。各类恶性肿瘤发病（死亡）构成百分比可以反映各类恶性肿瘤对居民健康危害的情况。恶性肿瘤发病（死亡）构成百分比的计算公式如下：

$$某恶性肿瘤发病(死亡)构成百分比 = \frac{某恶性肿瘤发病(死亡)人数}{恶性肿瘤总发病(死亡)人数} \times 100\%$$

4.6　累积发病（死亡）率

累积发病（死亡）率是指某病在某一年龄段内按年龄（岁）的发病（死亡）率进行累积的总指标。累积发病（死亡）率消除年龄构成不同的影响，故不需要标准化便可以与不同地区直接进行比较，可以纵向观察疾病和因素的动态变化及对防治效果进行评价，常用于慢性病的研究，如肿瘤、心血管病等。

$$累积发病(死亡)率 = \left[\sum(年龄组发病(死亡)率 \times 年龄组距)\right] \times 100\%$$

恶性肿瘤一般是计算 0～64 岁、0～74 岁的累积发病（死亡）率，或 15～74 岁的累积发病（死亡）率，在这一年龄段以外发病（死亡）率极低或不易确诊，所以不进行累积。

4.7　截缩发病（死亡）率

对肿瘤通常是截取 35～64 岁这一易发年龄段进行计算，其标准人口构成是世界人口构成。

截缩发病（死亡）率适用于恶性肿瘤和老年慢性疾病，这些疾病 35 岁以前发病率较低，而在 65 岁以后容易受到其他疾病干扰，所以采用 35～64 岁这一阶段的发病（死亡）率比较确切，便于比较。

$$截缩发病(死亡)率 = \frac{\sum 截缩段各年龄组发病(死亡)率 \times 各段标准年龄构成}{\sum 各段标准年龄构成} \times 100\%$$

表 4-2 常用恶性肿瘤分类统计表（细分类）

部位及特定肿瘤	ICD-10 编码范围	部位及特定肿瘤	ICD-10 编码范围
唇	C00	子宫颈	C53
舌	C01～C02	子宫体	C54
口	C03～C06	子宫，部位不明	C55
唾液腺	C07～C08	卵巢	C56
扁桃体	C09	其他女性生殖器	C57
其他口咽	C10	胎盘	C58
鼻咽	C11	阴茎	C60
喉咽	C12～C13	前列腺	C61
咽，部位不明	C14	睾丸	C62
食管	C15	其他男性生殖器	C63
胃	C16	肾	C64
小肠	C17	肾盂	C65
结肠	C18	输尿管	C66
直肠	C19～C20	膀胱	C67
肛门	C21	其他泌尿器官	C68
肝脏	C22	眼	C69
胆囊及其他	C23～C24	脑、神经系统	C70～C72；D32～D33；D42～D43
胰腺	C25	甲状腺	C73
鼻，鼻旁窦及其他	C30～C31	肾上腺	C74
喉	C32	其他内分泌腺	C75
气管，支气管，肺	C33～C34	霍奇金病	C81
其他胸腔器官	C37～C38	非霍奇金淋巴瘤	C82～C85；C96
骨和关节软骨	C40～C41	免疫增生性疾病	C88
皮肤黑色素瘤	C43	多发性骨髓瘤	C90
其他皮肤	C44	淋巴样白血病	C91
间皮瘤	C45	髓样白血病	C92～C94
卡波西肉瘤	C46	白血病，未特指	C95
周围神经，其他结缔组织、软组织	C47；C49	其他或未指明部位	O&U
乳房	C50	所有部位合计	ALL
外阴	C51	所有部位除 C44 外	ALLbC44
阴道	C52		

表 4-3 常用恶性肿瘤分类统计表（大类）

部位及特定肿瘤	ICD-10 编码范围	部位及特定肿瘤	ICD-10 编码范围
口腔和咽喉	C00～C14	乳房	C50
口腔和咽喉（除外鼻咽）	C00～C10；C12～C14	子宫颈	C53
鼻咽	C11	子宫体及子宫部位不明	C54～C55
食管	C15	卵巢	C56

续表

部位及特定肿瘤	ICD-10 编码范围	部位及特定肿瘤	ICD-10 编码范围
胃	C16	前列腺	C61
结直肠、肛门	C18～C21	睾丸	C62
肝脏	C22	肾及泌尿系统部位不明	C64～C66；C68
胆囊及其他	C23～C24	膀胱	C67
胰腺	C25	脑、神经系统	C70～C72；D32～D33；D42～D43
喉	C32	甲状腺	C73
气管、支气管、肺	C33～C34	淋巴瘤	C81～C85；C88；C90；C96
其他胸腔器官	C37～C38	白血病	C91～C95
骨和关节软骨	C40～C41	其他	Others（除以上外）
皮肤黑色素瘤	C43	所有部位合计	ALL

5 新疆生产建设兵团肿瘤登记地区肿瘤发病与死亡

5.1 基本情况

5.1.1 新疆生产建设兵团肿瘤登记地区人口情况

2014～2015 年，新疆生产建设兵团肿瘤登记地区包括新疆生产建设兵团第七师、第八师，2 个地区两年总人口 146.05 万，其中男性 73.12 万，占总人口的 50.07%；女性 72.93 万，占总人口的 49.93%（表 5-1，图 5-1）。

表 5-1　2014～2015 年新疆生产建设兵团肿瘤登记地区两年总人口情况

年龄组（岁）	男性	女性	合计
0～1	3 181	2 833	6 014
1～5	15 805	14 708	30 513
5～10	21 577	20 711	42 288
10～15	28 946	27 609	56 555
15～20	41 144	38 875	80 019
20～25	46 759	44 912	91 671
25～30	47 570	45 714	93 284
30～35	33 077	34 010	67 087
35～40	45 064	48 548	93 612
40～45	90 042	90 218	180 260
45～50	101 809	97 370	199 179
50～55	72 270	62 966	135 236
55～60	42 324	38 431	80 755
60～65	31 420	34 337	65 757
65～70	23 903	38 475	62 378
70～75	32 815	41 257	74 072
75～80	30 116	26 848	56 964
80～85	13 392	13 443	26 835
85+	10 021	8 041	18 062
合计	731 235	729 306	1 460 541

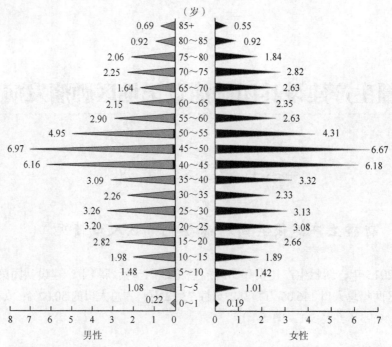

（岁）

男性	年龄组	女性
0.69	85+	0.55
0.92	80～85	0.92
2.06	75～80	1.84
2.25	70～75	2.82
1.64	65～70	2.63
2.15	60～65	2.35
2.90	55～60	2.63
4.95	50～55	4.31
6.97	45～50	6.67
6.16	40～45	6.18
3.09	35～40	3.32
2.26	30～35	2.33
3.26	25～30	3.13
3.20	20～25	3.08
2.82	15～20	2.66
1.98	10～15	1.89
1.48	5～10	1.42
1.08	1～5	1.01
0.22	0～1	0.19

图 5-1　2014～2015 年新疆生产建设兵团肿瘤登记地区两年总人口金字塔

5.1.2　登记处情况

2014～2015 年，新疆 2 个登记处（兵团第七师、兵团第八师）被纳入国家肿瘤登记系统，2 个登记处主要收集了辖区内各级医疗机构的肿瘤发病病例资料，并对数据进行了查重、核对，对仅有死亡医学证明的数据进行了补登等工作，最终形成了此次上报数据。

肿瘤死亡病例主要采纳了来自新疆生产建设兵团第七师、第八师疾病预防控制中心的死因登记数据，通过死因中肿瘤死亡患者的情况获得肿瘤患者的死亡时间；另外，以上 2 个登记处已逐步开展肿瘤随访工作，将能够更加全面获取肿瘤患者的死亡时间。

肿瘤编码主要采用两套编码系统：一套以 ICD-10 编码系统进行编码；另一套采用 ICD-O-3 系统进行编码，对部位、形态学、组织学和行为学进行了编码。

对于诊断依据，本系统采用了病理诊断系统的信息，凡是有病理诊断的均登记为病理诊断，对于没有病理诊断结果的采用了医生病历信息，根据信息情况填写相应的诊断依据。

5.2　2014～2015 年肿瘤发病与死亡情况

5.2.1　2014～2015 年肿瘤发病率

2014～2015 年新疆生产建设兵团肿瘤登记地区肿瘤新发病例共 4506 例, 其中男性 2260

例，女性 2246 例，男女性新发病数比例为 1.01∶1。肿瘤粗发病率为 308.52/10 万，其中男性粗发病率为 309.07/10 万，中国标化发病率与世界标化发病率（中标率与世标率）分别为 214.40/10 万与 188.95/10 万；女性粗发病率为 307.96/10 万，中标率与世标率分别为 212.01/10 万与 182.06/10 万（表 5-2，图 5-2，图 5-3）。

表 5-2 2014～2015 年新疆生产建设兵团肿瘤登记地区肿瘤发病与死亡情况

性别	例数	发病率（1/10万）				例数	死亡率（1/10万）			
		粗发病率	中标率	世标率	中国[a]		粗死亡率	中标率	世标率	中国[a]
男	2260	309.07	214.40	188.95	209.00	1631	223.05	148.90	130.98	139.06
女	2246	307.96	212.01	182.06	174.24	1119	153.43	100.78	87.17	76.06
合计	4506	308.52	211.01	183.47	190.64	2750	188.29	122.93	107.27	106.85

中标率：根据 2010 年中国标准人口构成调整，全书同；世标率：根据 2000 年世卫组织标准人口构成调整，全书同。
a 为 2021 年 Global Cancer 网站（https://gco.iarc.fr/）中国的肿瘤发病与死亡率，全书同。

5.2.2 2014～2015 年肿瘤死亡率

2014～2015 年新疆生产建设兵团肿瘤登记地区肿瘤死亡总数为2750例,其中男性1631例，女性 1119 例，肿瘤粗死亡率为 188.29/10 万，其中男性粗死亡率、中标率与死亡率分别为 223.05/10 万、148.90/10 万与 130.98/10 万；女性粗死亡率、中标率与死亡率分别为 153.43/10 万、100.78/10 万与 87.17/10 万（表 5-2，图 5-2，图 5-3）。

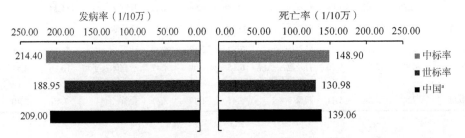

图 5-2 2014～2015 年全国和新疆生产建设兵团肿瘤登记地区男性发病、死亡率
a 为 2021 年 Global Cancer 网站（https://gco.iarc.fr/）中国的肿瘤发病、死亡率，全书同。

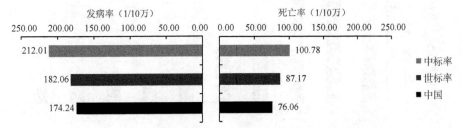

图 5-3 2014～2015 年全国和新疆生产建设兵团肿瘤登记地区女性发病、死亡率

5.2.3 2014～2015 年前 10 位发病和死亡肿瘤

气管、支气管、肺癌是新疆生产建设兵团居民最常见的肿瘤，发病率为 52.17/10 万，占全部新发病例的 16.91%，其次是乳腺癌，结直肠、肛门癌和胃癌等。男性发病率居前 10 位的肿瘤依次是结直肠、肛门癌，气管、支气管、肺癌，胃癌，肝癌，前列腺癌，食管癌，膀胱癌，淋巴瘤，肾及泌尿系统部位不明癌和胰腺癌。乳腺癌是女性死亡率最高的肿瘤，其次发病率较高的是气管、支气管、肺癌，淋巴瘤，结直肠、肛门癌，胃癌，子宫颈癌等（表 5-3，图 5-4～图 5-6）。

表 5-3 2014～2015 年新疆生产建设兵团肿瘤登记地区肿瘤发病率前 10 位

顺位	合计				男性				女性			
	部位及特定肿瘤	发病率(1/10 万)	构成比（%）	中标率(1/10万)	部位及特定肿瘤	发病率(1/10 万)	构成比（%）	中标率(1/10万)	部位及特定肿瘤	发病率(1/10 万)	构成比（%）	中标率(1/10万)
1	气管、支气管、肺	52.17	16.91	34.41	结直肠、肛门	57.71	18.67	40.17	乳房	88.99	28.90	63.56
2	乳房	45.19	14.65	32.35	气管、支气管、肺	53.74	17.39	35.45	气管、支气管、肺	50.60	16.43	33.98
3	结直肠、肛门	44.50	14.43	30.19	胃	47.18	15.27	31.97	结直肠、肛门	31.26	10.15	21.14
4	胃	32.80	10.63	21.60	肝脏	31.59	10.22	23.39	胃	18.37	5.97	11.83
5	肝脏	23.07	7.48	16.23	前列腺	19.01	6.15	12.47	子宫颈	16.59	5.39	11.26
6	食管	10.75	3.48	7.15	食管	14.09	4.56	10.23	肝脏	14.53	4.72	9.36
7	前列腺	9.52	3.08	6.04	膀胱	11.62	3.76	8.31	甲状腺	11.11	3.61	8.04
8	膀胱	9.24	3.00	6.25	淋巴瘤	7.52	2.43	5.38	卵巢	11.11	3.61	7.98
9	子宫颈	8.28	2.69	5.70	肾及泌尿系统部位不明	6.15	1.99	4.47	子宫体及子宫部位不明	10.56	3.43	6.91
10	甲状腺	7.53	2.44	5.41	胰腺	5.47	1.77	3.41	食管	7.40	2.40	4.43

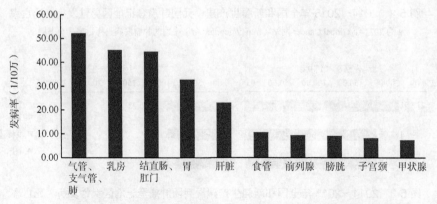

图 5-4 2014～2015 年新疆生产建设兵团肿瘤登记地区肿瘤发病率前 10 位

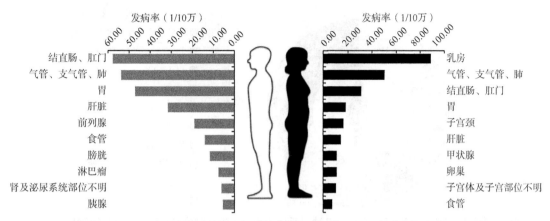

图 5-5　2014～2015 年新疆生产建设兵团肿瘤登记地区男、女肿瘤发病率前 10 位

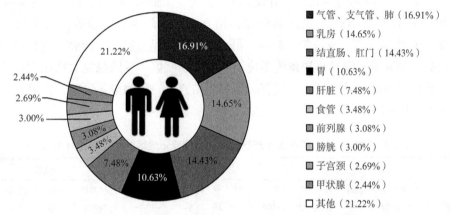

图 5-6（A）　2014～2015 年新疆生产建设兵团肿瘤登记地区肿瘤发病率前 10 位构成情况

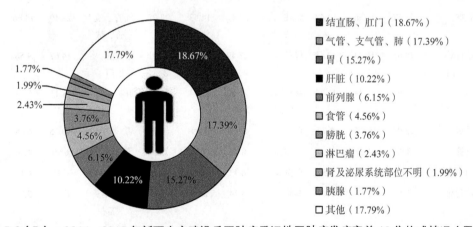

图 5-6（B）　2014～2015 年新疆生产建设兵团肿瘤登记地区肿瘤发病率前 10 位构成情况（男）

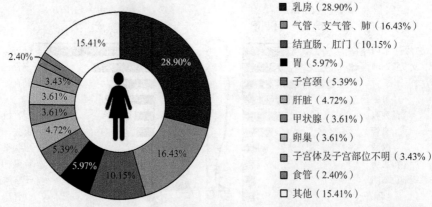

乳房（28.90%）
气管、支气管、肺（16.43%）
结直肠、肛门（10.15%）
胃（5.97%）
子宫颈（5.39%）
肝脏（4.72%）
甲状腺（3.61%）
卵巢（3.61%）
子宫体及子宫部位不明（3.43%）
食管（2.40%）
其他（15.41%）

图 5-6（C） 2014～2015 年新疆生产建设兵团肿瘤登记地区肿瘤发病率前 10 位构成情况（女）

气管、支气管、肺癌是新疆生产建设兵团居民死亡率最高的肿瘤，死亡率为 36.49/10 万，占全部死亡病例的 19.38%，其次是肝癌，结直肠、肛门癌和胃癌等。男性死亡率居前 10 位的肿瘤依次是气管、支气管、肺癌，肝癌，胃癌，结直肠、肛门癌，食管癌，前列腺癌，白血病，胰腺癌，肾及泌尿系统部位不明癌和膀胱癌。乳腺癌是女性死亡率最高的肿瘤，其次死亡率较高的是气管、支气管、肺癌，结直肠、肛门癌，肝癌，胃癌，子宫颈癌等（表 5-4，图 5-7～图 5-9）。

表 5-4 2014～2015 年新疆生产建设兵团肿瘤登记地区肿瘤死亡率前 10 位

顺位	合计				男性				女性			
	部位及特定肿瘤	死亡率(1/10万)	构成比(%)	中标率(1/10万)	部位及特定肿瘤	死亡率(1/10万)	构成比(%)	中标率(1/10万)	部位及特定肿瘤	死亡率(1/10万)	构成比(%)	中标率(1/10万)
1	气管、支气管、肺	36.49	19.38	22.70	气管、支气管、肺	50.46	22.62	32.14	乳房	25.64	16.71	19.04
2	肝脏	21.77	11.56	14.63	肝脏	32.41	14.53	23.05	气管、支气管、肺	22.49	14.66	14.13
3	结直肠、肛门	19.65	10.44	12.48	胃	27.49	12.32	17.91	结直肠、肛门	14.67	9.56	8.75
4	胃	19.03	10.11	11.73	结直肠、肛门	24.62	11.04	16.43	肝脏	11.11	7.24	6.77
5	乳房	13.08	6.95	9.70	食管	11.35	5.09	7.79	胃	10.56	6.88	6.02
6	食管	8.83	4.69	5.67	前列腺	8.34	3.74	5.51	子宫颈	6.99	4.56	5.30
7	白血病	5.20	2.76	3.57	白血病	6.43	2.88	4.40	食管	6.31	4.11	3.63
8	前列腺	4.72	2.51	3.14	胰腺	5.74	2.58	3.87	子宫体及子宫部位不明	5.76	3.75	3.79
9	胰腺	4.45	2.36	2.77	肾及泌尿系统部位不明	4.65	2.08	3.08	卵巢	4.80	3.13	3.66
10	淋巴瘤	3.77	2.00	2.60	膀胱	4.51	2.02	2.78	白血病	3.98	2.59	2.78

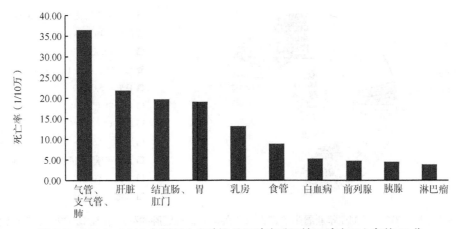

图 5-7　2014～2015 年新疆生产建设兵团肿瘤登记地区肿瘤死亡率前 10 位

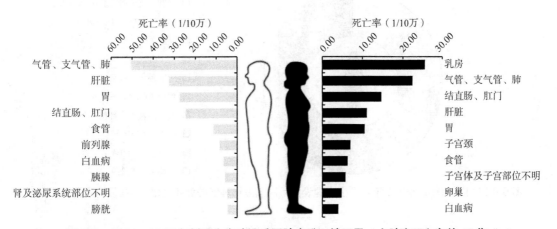

图 5-8　2014～2015 年新疆生产建设兵团肿瘤登记地区男、女肿瘤死亡率前 10 位

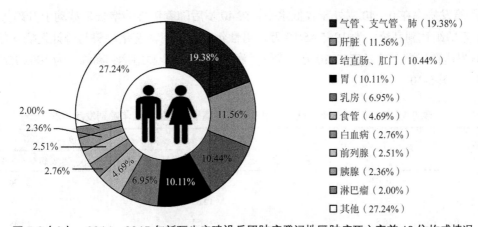

图 5-9（A）　2014～2015 年新疆生产建设兵团肿瘤登记地区肿瘤死亡率前 10 位构成情况

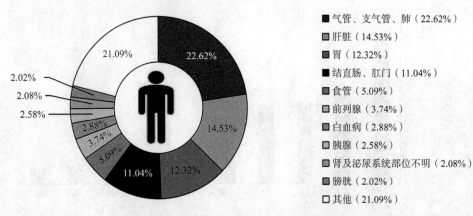

■ 气管、支气管、肺（22.62%）
□ 肝脏（14.53%）
□ 胃（12.32%）
■ 结直肠、肛门（11.04%）
□ 食管（5.09%）
□ 前列腺（3.74%）
■ 白血病（2.88%）
□ 胰腺（2.58%）
□ 肾及泌尿系统部位不明（2.08%）
■ 膀胱（2.02%）
□ 其他（21.09%）

图 5-9（B） 2014～2015 年新疆生产建设兵团肿瘤登记地区肿瘤死亡率前 10 位构成情况（男）

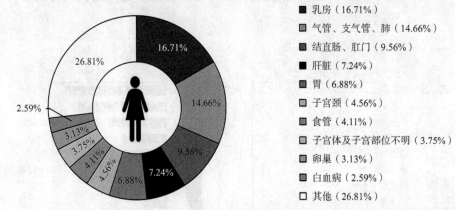

■ 乳房（16.71%）
□ 气管、支气管、肺（14.66%）
■ 结直肠、肛门（9.56%）
■ 肝脏（7.24%）
□ 胃（6.88%）
□ 子宫颈（4.56%）
■ 食管（4.11%）
□ 子宫体及子宫部位不明（3.75%）
□ 卵巢（3.13%）
■ 白血病（2.59%）
□ 其他（26.81%）

图 5-9（C） 2014～2015 年新疆生产建设兵团肿瘤登记地区肿瘤死亡率前 10 位构成情况（女）

5.2.4 2014～2015 年肿瘤年龄别发病率

肿瘤发病率在 0～40 岁处于较低水平，在 40 岁后随着年龄的增长呈波动上升趋势，在 85+岁年龄组达到高峰，为 1965.45/10 万。男性年龄别发病率变化趋势与合计发病率相似，在 85+岁达到高峰，为 2015.77/10 万，女性发病率在 85+岁年龄组达到高峰，为 1902.75/10 万（表 5-5，图 5-10）。

表 5-5 2014～2015 年新疆生产建设兵团肿瘤登记地区肿瘤年龄别发病情况

年龄组（岁）	合计（1/10 万）	男性		女性	
		发病人数	发病率（1/10 万）	发病人数	发病率（1/10 万）
0～1	16.63	0	0	1	35.30
1～5	9.83	2	12.65	1	6.80
5～10	16.55	4	18.54	3	14.49
10～15	7.07	3	10.36	1	3.62
15～20	6.25	4	9.72	1	2.57
20～25	9.82	2	4.28	7	15.59

续表

年龄组（岁）	合计（1/10万）	男性		女性	
		发病人数	发病率（1/10万）	发病人数	发病率（1/10万）
25~30	22.51	7	14.72	14	30.63
30~35	46.21	18	54.42	13	38.22
35~40	54.48	16	35.51	35	72.09
40~45	126.48	67	74.41	161	178.46
45~50	180.24	117	114.92	242	248.54
50~55	366.77	220	304.41	276	438.33
55~60	568.39	224	529.25	235	611.49
60~65	558.12	205	652.45	162	471.79
65~70	844.85	252	1054.26	275	714.75
70~75	838.37	342	1042.21	279	676.25
75~80	905.84	316	1049.28	200	744.93
80~85	1662.01	259	1933.99	187	1391.06
85+	1965.45	202	2015.77	153	1902.75

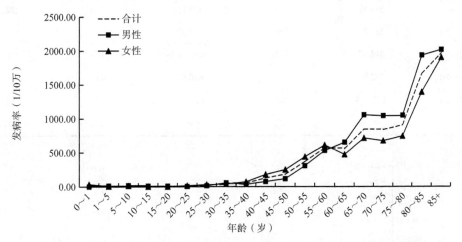

图 5-10　2014~2015 年新疆生产建设兵团肿瘤登记地区肿瘤年龄别发病率

5.2.5　2014~2015 年肿瘤年龄别死亡率

肿瘤年龄别死亡率在 0~50 岁处于较低水平，在 50 岁以后随着年龄的增长呈波动上升趋势，在 85+岁年龄组达到高峰，为 1389.66/10 万。男性年龄别死亡率在 80~85 岁年龄组达到高峰，为 1657.71/10 万；女性年龄别死亡率在 85+岁年龄组达到高峰，为 1057.08/10 万（表 5-6，图 5-11）。

表 5-6　2014～2015 年新疆生产建设兵团肿瘤登记地区肿瘤年龄别死亡情况

年龄组（岁）	合计（1/10 万）	男性		女性	
		死亡人数	死亡率（1/10 万）	死亡人数	死亡率（1/10 万）
0～1	0	0	0	0	0
1～5	3.28	0	6.33	0	0
5～10	2.36	1	4.63	0	0
10～15	7.07	1	6.91	0	7.24
15～20	3.75	2	4.86	2	2.57
20～25	7.64	2	6.42	1	8.91
25～30	8.58	3	10.51	4	6.56
30～35	20.87	5	30.23	3	11.76
35～40	32.05	10	35.51	4	28.84
40～45	47.71	16	62.19	14	33.25
45～50	77.32	56	88.40	30	65.73
50～55	145.67	90	130.07	64	163.58
55～60	297.20	94	307.15	103	286.23
60～65	334.57	130	385.11	110	288.32
65～70	461.70	121	719.57	99	301.49
70～75	616.97	172	841.08	116	438.71
75～80	782.95	276	876.61	181	677.89
80～85	1278.18	264	1657.71	182	900.10
85+	1389.66	222	1656.52	121	1057.08

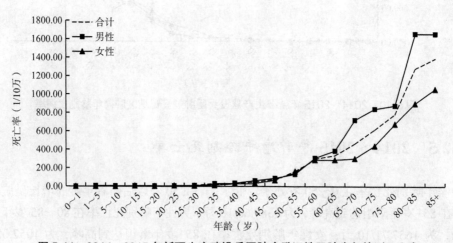

图 5-11　2014～2015 年新疆生产建设兵团肿瘤登记地区肿瘤年龄别死亡率

5.3 2014～2015 年肿瘤发病与死亡前 5 位情况

5.3.1 气管、支气管、肺癌发病与死亡情况

气管、支气管、肺（C33～C34）

5.3.1.1 气管、支气管、肺癌发病率

2014～2015 年新疆生产建设兵团肿瘤登记地区气管、支气管、肺癌新发病例共 762 例，其中男性 393 例，女性 369 例，男女性发病数比例为 1.07∶1。气管、支气管、肺癌粗发病率为 52.17/10 万，其中男性粗发病率为 53.74/10 万，中标率与世标率分别为 35.45/10 万和 31.09/10 万；女性粗发病率为 50.60/10 万，中标率与世标率分别为 33.98/10 万和 28.75/10 万（表 5-7）。

表 5-7　2014～2015 年新疆生产建设兵团肿瘤登记地区气管、支气管、肺癌发病与死亡情况

性别	例数	发病率（1/10 万）				例数	死亡率（1/10 万）			
		粗发病率	中标率	世标率	中国		粗死亡率	中标率	世标率	中国
男	393	53.74	35.45	31.09	49.31	369	50.46	32.14	28.30	40.23
女	369	50.60	33.98	28.75	23.83	164	22.49	14.13	12.30	16.95
合计	762	52.17	34.41	29.64	36.34	533	36.49	22.70	19.89	28.33

5.3.1.2 气管、支气管、肺癌死亡率

2014～2015 年新疆生产建设兵团肿瘤登记地区气管、支气管、肺癌死亡总数为 533 例，其中男性 369 例，女性 164 例。气管、支气管、肺癌粗死亡率为 36.49/10 万，其中男性气管、支气管、肺癌粗死亡率、中标率、世标率分别为 50.46/10 万、32.14/10 万与 28.30/10 万；女性气管、支气管、肺癌粗死亡率、中标率、世标率分别为 22.49/10 万、14.13/10 万与 12.30/10 万。男、女性死亡率均低于同期全国水平（表 5-7）。

5.3.1.3 气管、支气管、肺癌年龄别发病率

气管、支气管、肺癌发病率在 0～50 岁处于较低水平，在 50 岁后随着年龄的增长呈波动上升趋势，在 85+岁年龄组达到高峰，为 370.94/10 万。男性年龄别发病率在 85+岁年龄组达到高峰，为 469.02/10 万；而女性年龄别发病率在 85+岁年龄组达到高峰，为 248.73/10 万（表 5-8，图 5-12）。

表 5-8　2014～2015 年新疆生产建设兵团肿瘤登记地区气管、支气管、肺癌年龄别发病情况

年龄组（岁）	合计（1/10 万）	男性		女性	
		发病人数	发病率（1/10 万）	发病人数	发病率（1/10 万）
0～1	0	0	0	0	0
1～5	0	0	0	0	0
5～10	0	0	0	0	0
10～15	1.77	0	0	1	3.62
15～20	0	0	0	0	0
20～25	1.09	1	2.14	0	0
25～30	0	0	0	0	0
30～35	2.98	1	3.02	1	2.94
35～40	9.61	1	2.22	8	16.48
40～45	20.53	7	7.77	30	33.25
45～50	33.14	13	12.77	53	54.43
50～55	55.46	30	41.51	45	71.47
55～60	92.87	38	89.78	37	96.28
60～65	82.12	34	108.21	20	58.25
65～70	125.04	39	163.16	39	101.36
70～75	171.45	66	201.13	61	147.85
75～80	150.97	61	202.55	25	93.12
80～85	313.02	55	410.69	29	215.73
85+	370.94	47	469.02	20	248.73

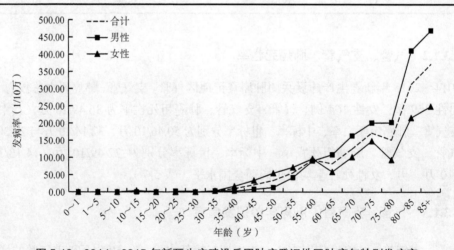

图 5-12　2014～2015 年新疆生产建设兵团肿瘤登记地区肺癌年龄别发病率

5.3.1.4　气管、支气管、肺癌年龄别死亡率

　　气管、支气管、肺癌年龄别死亡率在 0～55 岁处于较低水平，在 55 岁以后随着年龄的增长呈波动上升趋势，在 85+岁年龄组达到高峰，为 304.51/10 万。其中男性年龄别发病率

在 80～85 岁年龄组达到高峰，为 448.03/10 万；女性年龄别死亡率在 85+岁年龄组达到高峰，为 136.80/10 万（表 5-9，图 5-13）。

表 5-9　2014～2015 年新疆生产建设兵团肿瘤登记地区气管、支气管、肺癌年龄别死亡情况

年龄组（岁）	合计（1/10 万）	男性		女性	
		死亡人数	死亡率（1/10 万）	死亡人数	死亡率（1/10 万）
0～1	0	0	0	0	0
1～5	0	0	0	0	0
5～10	0	0	0	0	0
10～15	0	0	0	0	0
15～20	1.25	0	0	1	2.57
20～25	2.18	2	4.28	0	0
25～30	0	0	0	0	0
30～35	1.49	1	3.02	0	0
35～40	3.20	3	6.66	0	0
40～45	4.99	8	8.88	1	1.11
45～50	12.55	18	17.68	7	7.19
50～55	21.44	15	20.76	14	22.23
55～60	48.29	25	59.07	14	36.43
60～65	57.79	21	66.84	17	49.51
65～70	89.78	38	158.98	18	46.78
70～75	133.65	68	207.22	31	75.14
75～80	172.04	66	219.15	32	119.19
80～85	290.67	60	448.03	18	133.90
85+	304.51	44	439.08	11	136.80

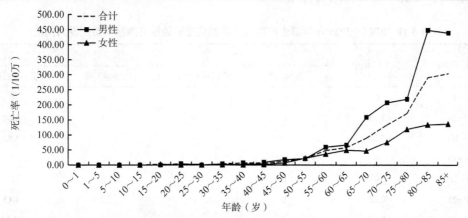

图 5-13　2014～2015 年新疆生产建设兵团肿瘤登记地区气管、支气管、肺癌年龄别死亡率

5.3.2　乳腺癌发病与死亡情况

乳房（C50）

5.3.2.1 乳腺癌发病率

2014～2015年新疆生产建设兵团肿瘤登记地区乳腺癌新发病例共660例，其中男性11例，女性649例。乳腺癌粗发病率为45.19/10万，其中男性粗发病率为1.50/10万，中标率与世标率分别为1.15/10万与1.01/10万；女性粗发病率为88.99/10万，中标率与世标率分别为63.56/10万与53.89/10万。此外，女性发病率高于同期全国发病水平（表5-10）。

5.3.2.2 乳腺癌死亡率

2014～2015年新疆生产建设兵团肿瘤登记地区乳腺癌死亡总数为191例，其中男性4例，女性187例，乳腺癌粗死亡率为13.08/10万，其中男性粗死亡率、中标率与世标率分别为0.55/10万、0.36/10万与0.28/10万；女性分别为25.64/10万、19.04/10万与16.00/10万。此外，女性死亡率高于同期全国死亡水平（表5-10）。

表5-10 2014～2015年新疆生产建设兵团肿瘤登记地区乳腺癌发病与死亡情况

性别	例数	发病率（1/10万）				例数	死亡率（1/10万）			
		粗发病率	中标率	世标率	中国		粗死亡率	中标率	世标率	中国
男	11	1.50	1.15	1.01	—	4	0.55	0.36	0.28	—
女	649	88.99	63.56	53.89	31.54	187	25.64	19.04	16.00	6.67
合计	660	45.19	32.35	27.51	31.54	191	13.08	9.70	8.17	6.67

5.3.2.3 乳腺癌年龄别发病率

乳腺癌发病率在0～35岁处于较低水平，在35岁后随着年龄的增长呈波动上升趋势，在85+岁年龄组达到高峰，为193.78/10万。女性年龄别发病率变化趋势与合计发病率基本一致，在85+岁年龄组达到高峰，为422.83/10万；而男性发病率在65～70岁年龄组达到最高峰，为12.55/10万（表5-11，图5-14）。

表5-11 2014～2015年新疆生产建设兵团肿瘤登记地区乳腺癌年龄别发病情况

年龄组（岁）	合计（1/10万）	男性		女性	
		发病人数	发病率（1/10万）	发病人数	发病率（1/10万）
0～1	0	0	0	0	0
1～5	3.28	0	0	1	6.80
5～10	2.36	0	0	1	4.83
10～15	0	0	0	0	0
15～20	0	0	0	0	0
20～25	2.18	0	0	2	4.45
25～30	7.50	0	0	7	15.31
30～35	4.47	0	0	3	8.82
35～40	11.75	0	0	11	22.66
40～45	34.39	2	2.22	60	66.51

续表

年龄组（岁）	合计（1/10万）	男性		女性	
		发病人数	发病率（1/10万）	发病人数	发病率（1/10万）
45～50	47.70	0	0	95	97.57
50～55	73.21	1	1.38	98	155.64
55～60	92.87	0	0	75	195.15
60～65	74.52	2	6.37	47	136.88
65～70	115.43	3	12.55	69	179.34
70～75	66.15	0	0	49	118.77
75～80	96.55	1	3.32	54	201.13
80～85	163.96	1	7.47	43	319.87
85+	193.78	1	9.98	34	422.83

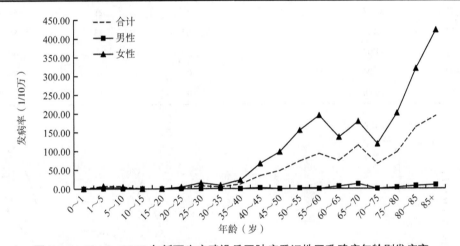

图 5-14　2014～2015 年新疆生产建设兵团肿瘤登记地区乳腺癌年龄别发病率

5.3.2.4　乳腺癌年龄别死亡率

乳腺癌年龄别死亡率在 0～50 岁处于较低水平，在 50 岁以后随着年龄的增长呈波动上升趋势，在 85+岁年龄组达到高峰，为 60.90/10 万。女性年龄别死亡率变化趋势与合计死亡率相似，在 85+岁年龄组达到高峰，为 136.80/10 万；男性年龄别死亡率在 75～80 岁年龄组达到高峰，为 3.32/10 万（表 5-12，图 5-15）。

表 5-12　2014～2015 年新疆生产建设兵团肿瘤登记地区乳腺癌年龄别死亡情况

年龄组（岁）	合计（1/10万）	男性		女性	
		死亡人数	死亡率（1/10万）	死亡人数	死亡率（1/10万）
0～1	0	0	0	0	0
1～5	0	0	0	0	0
5～10	0	0	0	0	0
10～15	0	0	0	0	0
15～20	0	0	0	0	0

续表

年龄组（岁）	合计（1/10 万）	男性		女性	
		死亡人数	死亡率（1/10 万）	死亡人数	死亡率（1/10 万）
20～25	0	0	0	0	0
25～30	0	0	0	0	0
30～35	0	0	0	0	0
35～40	3.20	0	0	3	6.18
40～45	3.33	0	0	6	6.65
45～50	7.03	1	0.98	13	13.35
50～55	24.40	0	0	33	52.41
55～60	50.77	1	2.36	40	104.08
60～65	24.33	0	0	16	46.60
65～70	33.67	0	0	21	54.58
70～75	32.40	1	3.05	23	55.75
75～80	21.07	1	3.32	11	40.97
80～85	37.26	0	0	10	74.39
85+	60.90	0	0	11	136.80

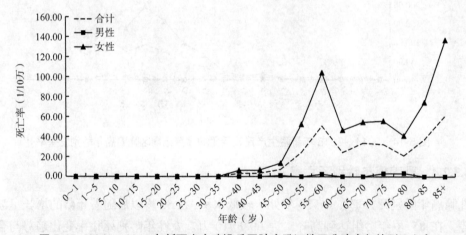

图 5-15　2014～2015 年新疆生产建设兵团肿瘤登记地区乳腺癌年龄别死亡率

5.3.3　结直肠癌发病与死亡情况

结直肠、肛门（C18～C21）

5.3.3.1　结直肠、肛门癌发病率

2014～2015 年新疆生产建设兵团肿瘤登记地区结直肠、肛门癌新发病例共 650 例，其中男性 422 例，女性 228 例，男女性发病数比例为 1.85∶1。结直肠、肛门癌粗发病率为 44.50/10 万，其中男性粗发病率为 57.71/10 万，中标率与世标率分别为 40.17/10 万与 35.17/10 万；女性结直肠、肛门癌粗发病率为 31.26/10 万，中标率与世标率分别为 21.14/10 万和

18.36/10 万。男性结直肠、肛门癌发病率高于女性，男性、女性结直肠、肛门癌发病率均高于同期全国死亡水平（表 5-13）。

5.3.3.2　结直肠、肛门癌死亡率

2014～2015 年新疆生产建设兵团肿瘤登记地区结直肠、肛门癌死亡总数为 287 例，其中男性 180 例，女性 107 例。男女性死亡数比例为 1.68：1。结直肠、肛门癌粗死亡率为 19.65/10 万，其中男性粗死亡率、中标率与世标率分别为 24.62/10 万、16.43/10 万与 14.28/10 万；女性粗死亡率、中标率与世标率分别为 14.67/10 万、8.75/10 万与 7.83/10 万，男性结直肠、肛门癌死亡率高于女性，男、女性死亡率均高于同期全国死亡水平（表 5-13）。

表 5-13　2014～2015 年新疆生产建设兵团肿瘤登记地区结直肠、肛门癌发病与死亡情况

性别	例数	发病率（1/10 万）				例数	死亡率（1/10 万）			
		粗发病率	中标率	世标率	中国		粗死亡率	中标率	世标率	中国
男	422	57.71	40.17	35.17	21.15	180	24.62	16.43	14.28	9.87
女	228	31.26	21.14	18.36	14.73	107	14.67	8.75	7.83	6.45
合计	650	44.50	2.86	26.30	17.89	287	19.65	12.48	10.94	8.11

5.3.3.3　结直肠、肛门癌年龄别发病率

结直肠、肛门癌发病率在 0～45 岁处于较低水平，在 45 岁后快速升高，随着年龄的增长呈波动上升趋势，在 85+岁年龄组达到高峰，为 276.82/10 万。男性年龄别发病率在 80～85 岁年龄组达到高峰，为 358.42/10 万；女性年龄别发病率在 85+岁年龄组达到高峰，为 298.47/10 万（表 5-14，图 5-16）。

表 5-14　2014～2015 年新疆生产建设兵团肿瘤登记地区结直肠、肛门癌年龄别发病情况

年龄组（岁）	合计（1/10 万）	男性		女性	
		发病人数	发病率（1/10 万）	发病人数	发病率（1/10 万）
0～1	0	0	0	0	0
1～5	0	0	0	0	0
5～10	0	0	0	0	0
10～15	3.54	2	6.91	0	0
15～20	0	0	0	0	0
20～25	2.18	0	0	2	4.45
25～30	2.14	2	4.20	0	0
30～35	4.47	2	6.05	1	2.94
35～40	7.48	4	8.88	3	6.18
40～45	8.32	10	11.11	5	5.54
45～50	24.60	32	31.43	17	17.46
50～55	56.20	49	67.80	27	42.88

续表

年龄组（岁）	合计（1/10 万）	男性		女性	
		发病人数	发病率（1/10 万）	发病人数	发病率（1/10 万）
55～60	80.49	41	96.87	24	62.45
60～65	94.29	40	127.31	22	64.07
65～70	125.04	47	196.63	31	80.57
70～75	133.65	63	191.99	36	87.26
75～80	128.15	56	185.95	17	63.32
80～85	249.67	48	358.42	19	141.34
85+	276.82	26	259.46	24	298.47

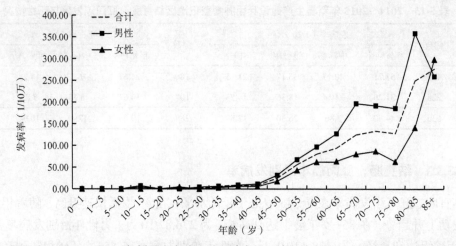

图 5-16　2014～2015 年新疆生产建设兵团肿瘤登记地区结直肠、肛门癌年龄别发病率

5.3.3.4　结直肠、肛门癌年龄别死亡率

结直肠、肛门癌年龄别死亡率 0～45 岁处于较低水平，在 45 岁以后随着年龄的增长呈波动上升趋势，在 85+岁年龄组时达到高峰，为 177.17/10 万。男性年龄别死亡率在 85+岁年龄组达到高峰，为 189.60/10 万；女性年龄别死亡率也在 85+岁年龄组达到高峰，为 161.67/10 万（表 5-15，图 5-17）。

表 5-15　2014～2015 年新疆生产建设兵团肿瘤登记地区结直肠、肛门癌年龄别死亡情况

年龄组（岁）	合计（1/10 万）	男性		女性	
		死亡人数	死亡率（1/10 万）	死亡人数	死亡率（1/10 万）
0～1	0	0	0	0	0
1～5	0	0	0	0	0
5～10	0	0	0	0	0
10～15	0	0	0	0	0
15～20	0	0	0	0	0
20～25	0	0	0	0	0
25～30	0	0	0	0	0

续表

年龄组（岁）	合计（1/10 万）	男性		女性	
		死亡人数	死亡率（1/10 万）	死亡人数	死亡率（1/10 万）
30～35	2.98	1	3.02	1	2.94
35～40	1.07	1	2.22	0	0
40～45	3.33	5	5.55	1	1.11
45～50	9.04	12	11.79	6	6.16
50～55	19.97	17	23.52	10	15.88
55～60	27.24	19	44.89	3	7.81
60～65	36.50	14	44.56	10	29.12
65～70	44.89	16	66.94	12	31.19
70～75	71.55	31	94.47	22	53.32
75～80	66.71	24	79.69	14	52.15
80～85	134.15	21	156.81	15	111.58
85+	177.17	19	189.60	13	161.67

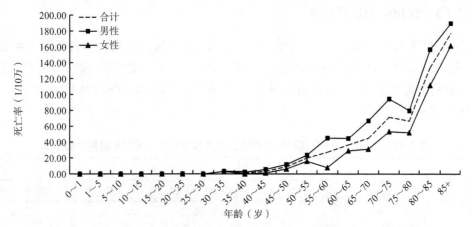

图 5-17　2014～2015 年新疆生产建设兵团肿瘤登记地区结直肠、肛门癌年龄别死亡率

5.3.4　胃癌发病与死亡情况

胃（C16）

5.3.4.1　胃癌发病率

2014～2015 年新疆生产建设兵团肿瘤登记地区胃癌新发病例共 479 例，其中男性 345 例，女性 134 例，男女性发病数比例为 2.57∶1。胃癌粗发病率为 32.80/10 万，其中男性粗发病率为 47.18/10 万，中标率与世标率分别为 31.97/10 万与 27.98/10 万；女性粗发病率为 18.37/10 万，中标率与世标率分别为 11.83/10 万与 10.35/10 万，且男性发病率高于女性。此外，男、女性发病率均高于同期全国发病水平（表 5-16）。

5.3.4.2 胃癌死亡率

2014～2015年新疆生产建设兵团肿瘤登记地区胃癌死亡总数为278例，其中男性201例，女性77例，男女性死亡数比例为2.61∶1。胃癌粗死亡率为19.03/10万，其中男性粗死亡率、中标率与世标率分别为27.49/10万、17.91/10万与15.70/10万；女性粗死亡率、中标率与世标率分别为10.56/10万、6.02/10万与5.25/10万，男性死亡率高于女性，男、女性死亡率均低于同期全国发病水平（表5-16）。

表5-16 2014～2015年新疆生产建设兵团肿瘤登记地区胃癌发病与死亡情况

性别	例数	发病率（1/10万）				例数	死亡率（1/10万）			
		粗发病率	中标率	世标率	中国		粗死亡率	中标率	世标率	中国
男	345	47.18	31.97	27.98	23.28	201	27.49	17.91	15.70	19.04
女	134	18.37	11.83	10.35	11.32	77	10.56	6.02	5.25	10.59
合计	479	32.80	21.60	18.86	19.15	278	19.03	11.73	10.25	13.26

5.3.4.3 胃癌年龄别发病率

胃癌发病率在0～45岁处于较低水平，在45岁后快速升高，随着年龄的增长呈波动上升趋势，在85+岁年龄组达到高峰，为271.29/10万。男、女性年龄别发病率变化趋势与合计发病率相似，均在85+岁年龄组达到高峰，分别为349.27/10万和174.11/10万（表5-17，图5-18）。

表5-17 2014～2015年新疆生产建设兵团肿瘤登记地区胃癌年龄别发病情况

年龄组（岁）	合计（1/10万）	男性		女性	
		发病人数	发病率（1/10万）	发病人数	发病率（1/10万）
0～1	0	0	0	0	0
1～5	0	0	0	0	0
5～10	0	0	0	0	0
10～15	0	0	0	0	0
15～20	0	0	0	0	0
20～25	0	0	0	0	0
25～30	1.07	0	0	1	2.19
30～35	4.47	2	6.05	1	2.94
35～40	5.34	4	8.88	1	2.06
40～45	9.43	6	6.66	11	12.19
45～50	12.55	19	18.66	6	6.16
50～55	32.54	36	49.81	8	12.71
55～60	56.96	37	87.42	9	23.42
60～65	50.18	23	73.20	10	29.12

续表

年龄组（岁）	合计（1/10万）	男性		女性	
		发病人数	发病率（1/10万）	发病人数	发病率（1/10万）
65～70	110.62	43	179.89	26	67.58
70～75	90.45	48	146.27	19	46.05
75～80	126.40	57	189.27	15	55.87
80～85	178.87	35	261.35	13	96.70
85+	271.29	35	349.27	14	174.11

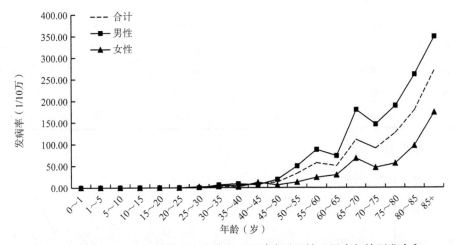

图 5-18　2014～2015 年新疆生产建设兵团肿瘤登记地区胃癌年龄别发病率

5.3.4.4　胃癌年龄别死亡率

胃癌年龄别死亡率在 0～55 岁处于较低水平，在 55 岁以后随着年龄的增长呈波动上升趋势，在 85+岁年龄组时达到高峰，为 160.56/10 万。男性年龄别死亡率在 85+岁年龄组达到高峰，为 199.58/10 万；而女性年龄别死亡率在 85+岁年龄组达到高峰，为 111.93/10 万（表 5-18，图 5-19）。

表 5-18　2014～2015 年新疆生产建设兵团肿瘤登记地区胃癌年龄别死亡情况

年龄组（岁）	合计（1/10万）	男性		女性	
		死亡人数	死亡率（1/10万）	死亡人数	死亡率（1/10万）
0～1	0	0	0	0	0
1～5	0	0	0	0	0
5～10	0	0	0	0	0
10～15	0	0	0	0	0
15～20	0	0	0	0	0
20～25	0	0	0	0	0
25～30	0	0	0	0	0
30～35	2.98	2	6.05	0	0

续表

年龄组（岁）	合计（1/10 万）	男性		女性	
		死亡人数	死亡率（1/10 万）	死亡人数	死亡率（1/10 万）
35～40	1.07	1	2.22	0	0
40～45	4.99	4	4.44	5	5.54
45～50	7.53	11	10.80	4	4.11
50～55	12.57	14	19.37	3	4.76
55～60	23.53	18	42.53	1	2.60
60～65	27.37	12	38.19	6	17.47
65～70	44.89	20	83.67	8	20.79
70～75	72.90	40	121.90	14	33.93
75～80	100.06	36	119.54	21	78.22
80～85	108.07	23	171.74	6	44.63
85+	160.56	20	199.58	9	111.93

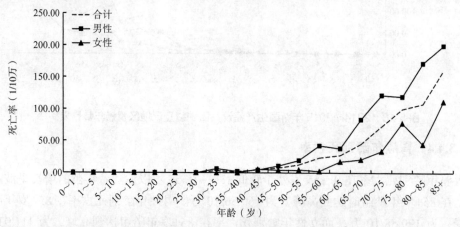

图 5-19　2014～2015 年新疆生产建设兵团肿瘤登记地区胃癌年龄别死亡率

5.3.5　肝癌发病与死亡情况

肝脏（C22）

5.3.5.1　肝癌发病率

2014～2015 年新疆生产建设兵团肿瘤登记地区肝癌新发病例共 337 例，其中男性 231 例，女性 106 例，男女性发病数比例为 2.17：1。肝癌粗发病率为 23.07/10 万，其中男性粗发病率为 31.59/10 万，中标率与世标率分别为 23.39/10 万与 19.98/10 万，女性粗发病率为 14.53/10 万，中标率与世标率分别为 9.36/10 万与 8.25/10 万，且男性发病率高于女性（表 5-19）。

5.3.5.2 肝癌死亡率

2014～2015 年新疆生产建设兵团肿瘤登记地区肝癌死亡总数为 318 例，其中男性 237 例，女性 81 例，肝癌粗死亡率为 21.77/10 万，其中男性粗死亡率、中标率与世标率分别为 32.41/10 万、23.05/10 万与 20.30/10 万，女性粗死亡率，中标率与世标率分别为 11.11/10 万、6.77/10 万与 6.07/10 万，且男性死亡率高于女性。此外，男、女性死亡率均低于同期全国死亡水平（表 5-19）。

表 5-19   2014～2015 年新疆生产建设兵团肿瘤登记地区肝癌发病与死亡情况

性别	例数	发病率（1/10 万）				例数	死亡率（1/10 万）			
		粗发病率	中标率	世标率	中国		粗死亡率	中标率	世标率	中国
男	231	31.59	23.39	19.98	27.00	237	32.41	23.05	20.30	23.32
女	106	14.53	9.36	8.25	8.79	81	11.11	6.77	6.07	7.56
合计	337	23.07	16.23	13.98	17.89	318	21.77	14.63	12.91	15.53

5.3.5.3 肝癌年龄别发病率

肝癌发病率在 0～45 岁处于较低水平，在 45 岁后随着年龄的增长呈波动上升趋势，在 80～85 岁年龄组达到高峰，为 81.98/10 万。男性年龄别发病率在 80～85 岁年龄组达到高峰，为 112.01/10 万，女性在 65～70 岁年龄组达到高峰，为 62.38/10 万（表 5-20，图 5-20）。

表 5-20   2014～2015 年新疆生产建设兵团肿瘤登记地区肝癌年龄别发病情况

年龄组（岁）	合计（1/10 万）	男性		女性	
		发病人数	发病率（1/10 万）	发病人数	发病率（1/10 万）
0～1	0	0	0	0	0
1～5	0	0	0	0	0
5～10	0	0	0	0	0
10～15	0	0	0	0	0
15～20	0	0	0	0	0
20～25	2.18	0	0	2	4.45
25～30	3.22	2	4.20	1	2.19
30～35	5.96	3	9.07	1	2.94
35～40	2.14	2	4.44	0	0
40～45	10.54	15	16.66	4	4.43
45～50	13.05	20	19.64	6	6.16
50～55	29.58	28	38.74	12	19.06
55～60	38.39	24	56.71	7	18.21
60～65	59.31	34	108.21	5	14.56
65～70	73.74	22	92.04	24	62.38

续表

年龄组（岁）	合计（1/10 万）	男性		女性	
		发病人数	发病率（1/10 万）	发病人数	发病率（1/10 万）
70～75	75.60	33	100.56	23	55.75
75～80	70.22	30	99.61	10	37.25
80～85	81.98	15	112.01	7	52.07
85+	38.76	3	29.94	4	49.75

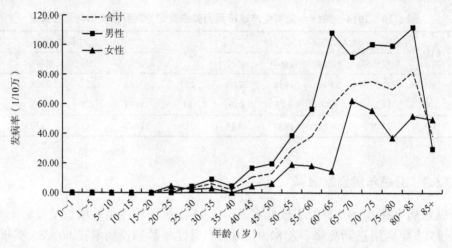

图 5-20　2014～2015 年新疆生产建设兵团肿瘤登记地区肝癌年龄别发病率

5.3.5.4　肝癌年龄别死亡率

肝癌年龄别死亡率在 0～45 岁处于较低水平，在 45 岁以后随着年龄的增长呈波动上升趋势，在 80～85 岁年龄组达到高峰，为 134.15/10 万。男性年龄别死亡率在 80～85 岁年龄组达到高峰，为 194.15/10 万；女性年龄别死亡率也在 80～85 岁年龄组达到高峰，为 74.39/10 万（表 5-21，图 5-21）。

表 5-21　2014～2015 年新疆生产建设兵团肿瘤登记地区肝癌年龄别死亡情况

年龄组（岁）	合计（1/10 万）	男性		女性	
		死亡人数	死亡率（1/10 万）	死亡人数	死亡率（1/10 万）
0～1	0	0	0	0	0
1～5	0	0	0	0	0
5～10	0	0	0	0	0
10～15	5.30	2	6.91	1	3.62
15～20	1.25	1	2.43	0	0
20～25	2.18	0	0	2	4.45
25～30	1.07	1	2.10	0	0
30～35	4.47	3	9.07	0	0

续表

年龄组（岁）	合计（1/10万）	男性		女性	
		死亡人数	死亡率（1/10万）	死亡人数	死亡率（1/10万）
35~40	2.14	2	4.44	0	0
40~45	6.66	11	12.22	1	1.11
45~50	10.04	13	12.77	7	7.19
50~55	16.27	16	22.14	6	9.53
55~60	33.43	25	59.07	2	5.20
60~65	39.54	21	66.84	5	14.56
65~70	62.52	27	112.96	12	31.19
70~75	71.55	37	112.75	16	38.78
75~80	89.53	36	119.54	15	55.87
80~85	134.15	26	194.15	10	74.39
85+	110.73	16	159.66	4	49.75

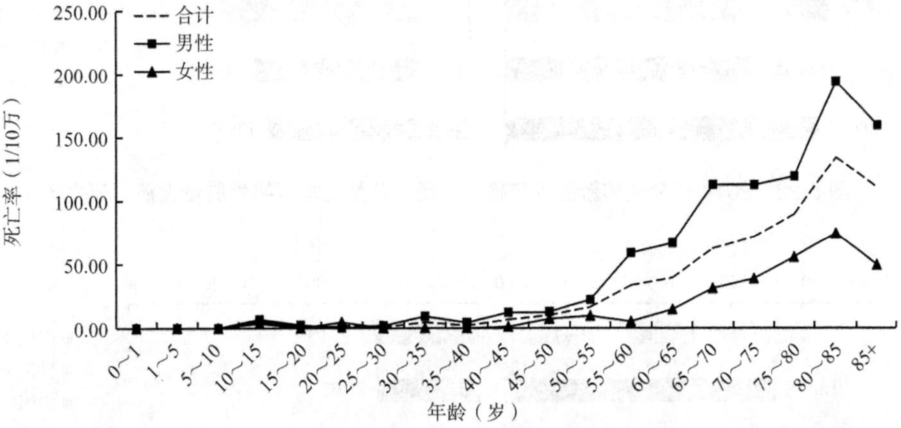

图 5-21　2014~2015 年新疆生产建设兵团肿瘤登记地区肝癌年龄别死亡率

5.4　2014 年肿瘤发病与死亡情况

5.4.1　2014 年肿瘤发病率

2014 年新疆生产建设兵团肿瘤登记地区肿瘤新发病例共 2289 例，其中男性 1163 例，女性 1126 例，男女性发病数比例为 1.03∶1。肿瘤粗发病率为 303.31/10 万，其中男性粗发病率为 307.04/10 万，中标率与世标率分别为 214.72/10 万与 188.05/10 万；女性粗发病率为 299.54/10 万，中标率与世标率分别为 216.87/10 万与 182.39/10 万（表 5-22，图 5-22，图 5-23）。

5.4.2 2014 年肿瘤死亡率

2014 年新疆生产建设兵团肿瘤登记地区肿瘤死亡总数为 1432 例，其中男性 942 例，女性 490 例，肿瘤粗死亡率为 189.75/10 万，其中男性粗死亡率、中标率与世标率分别为 248.70/10 万、170.65/10 万与 147.61/10 万；女性粗死亡率、中标率与世标率分别为 130.35/10 万、82.64/10 万与 71.62/10 万（表 5-22，图 5-22，图 5-23）。

表 5-22　2014 年新疆生产建设兵团肿瘤登记地区肿瘤发病与死亡情况

性别	例数	发病率（1/10 万）				例数	死亡率（1/10 万）			
		粗发病率	中标率	世标率	中国		粗死亡率	中标率	世标率	中国
男	1163	307.04	214.72	188.05	209.00	942	248.70	170.65	147.61	139.06
女	1126	299.54	216.87	182.39	174.24	490	130.35	82.64	71.62	76.06
合计	2289	303.31	214.08	183.69	190.64	1432	189.75	107.88	107.88	106.85

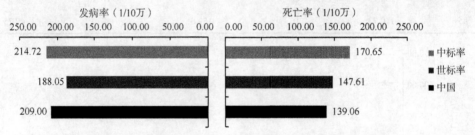

图 5-22　2014 年全国和新疆生产建设兵团肿瘤登记地区男性肿瘤发病、死亡率

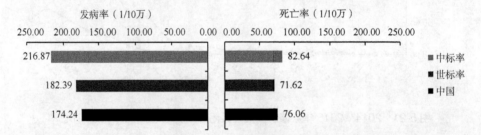

图 5-23　2014 年全国和新疆生产建设兵团肿瘤登记地区女性肿瘤发病、死亡率

5.4.3 2014 年前 10 位发病和死亡肿瘤

气管、支气管、肺癌是 2014 年新疆生产建设兵团居民最常见的肿瘤，发病率为 57.77/10 万，占全部新发病例的 19.05%，其次是乳腺癌，结直肠、肛门癌和肝癌等。男性肿瘤发病率居前 10 位的依次是结直肠、肛门癌，气管、支气管、肺癌，肝癌，胃癌，前列腺癌，食管癌，口腔和咽喉癌，膀胱癌，肾及泌尿系统部位不明癌和淋巴瘤。乳腺癌是女性最常见的肿瘤，其次发病率较高的是气管、支气管、肺癌，结直肠、肛门癌，肝癌，胃癌，子宫颈癌等（表 5-23，图 5-24～图 5-26）。

表 5-23 2014 年新疆生产建设兵团肿瘤登记地区肿瘤发病率前 10 位

顺位	合计			男性				女性			
	部位及特定肿瘤	发病率(1/10万)	构成比(%)	中标率(1/10万)	部位及特定肿瘤	发病率(1/10万)	构成比(%)	中标率(1/10万)	部位及特定肿瘤	发病率(1/10万)	构成比(%)	中标率(1/10万)
1	气管、支气管、肺	57.77	19.05	38.52	结直肠、肛门	50.43	16.42	34.64	乳房	81.93	27.35	63.49
2	乳房	41.08	13.54	31.65	气管、支气管、肺	49.90	16.25	32.11	气管、支气管、肺	65.71	21.94	45.48
3	结直肠、肛门	38.43	12.67	25.73	肝脏	49.11	15.99	36.21	结直肠、肛门	26.34	8.79	16.96
4	肝脏	36.44	12.01	25.93	胃	43.30	14.10	29.68	肝脏	23.68	7.90	15.85
5	胃	29.81	9.83	19.96	前列腺	15.84	5.16	10.19	胃	16.23	5.42	10.64
6	食管	9.81	3.23	6.37	食管	12.67	4.13	8.89	子宫颈	13.83	4.62	10.42
7	前列腺	7.95	2.62	5.02	口腔和咽喉	7.66	2.49	5.92	甲状腺	8.25	2.75	7.02
8	膀胱	6.89	2.27	4.91	膀胱	7.13	2.32	5.23	卵巢	7.98	2.66	6.03
9	子宫颈	6.89	2.27	5.22	肾及泌尿系统部位不明	5.54	1.81	4.43	食管	6.92	2.31	4.18
10	口腔和咽喉	5.70	1.88	4.22	淋巴瘤	4.22	1.38	3.31	子宫体及子宫部位不明	6.92	2.31	4.94

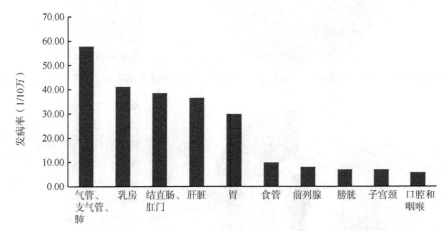

图 5-24 2014 年新疆生产建设兵团肿瘤登记地区肿瘤发病率前 10 位

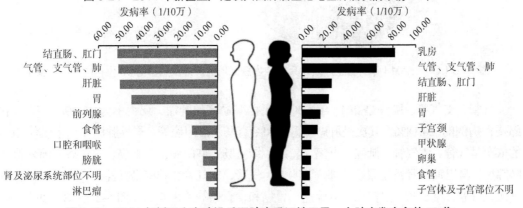

图 5-25 2014 年新疆生产建设兵团肿瘤登记地区男、女肿瘤发病率前 10 位

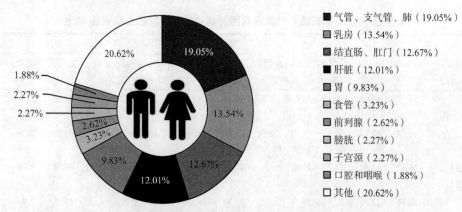

气管、支气管、肺（19.05%）
乳房（13.54%）
结直肠、肛门（12.67%）
肝脏（12.01%）
胃（9.83%）
食管（3.23%）
前列腺（2.62%）
膀胱（2.27%）
子宫颈（2.27%）
口腔和咽喉（1.88%）
其他（20.62%）

图 5-26（A） 2014 年新疆生产建设兵团肿瘤登记地区肿瘤发病率前 10 位构成情况

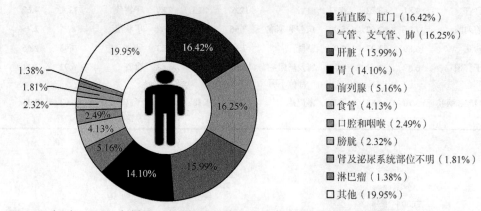

结直肠、肛门（16.42%）
气管、支气管、肺（16.25%）
肝脏（15.99%）
胃（14.10%）
前列腺（5.16%）
食管（4.13%）
口腔和咽喉（2.49%）
膀胱（2.32%）
肾及泌尿系统部位不明（1.81%）
淋巴瘤（1.38%）
其他（19.95%）

图 5-26（B） 2014 年新疆生产建设兵团肿瘤登记地区肿瘤发病率前 10 位构成情况（男）

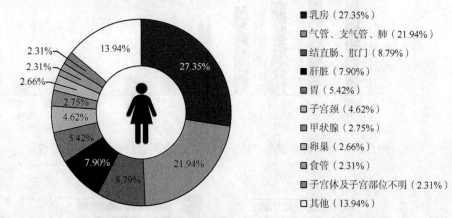

乳房（27.35%）
气管、支气管、肺（21.94%）
结直肠、肛门（8.79%）
肝脏（7.90%）
胃（5.42%）
子宫颈（4.62%）
甲状腺（2.75%）
卵巢（2.66%）
食管（2.31%）
子宫体及子宫部位不明（2.31%）
其他（13.94%）

图 5-26（C） 2014 年新疆生产建设兵团肿瘤登记地区肿瘤发病率前 10 位构成情况（女）

　　气管、支气管、肺癌是 2014 年本地区死亡率最高的肿瘤，死亡率为 38.29/10 万，占全部死亡病例的 20.18%，其次是肝癌，胃癌和结直肠、肛门癌等。男性肿瘤死亡率居前 10 位的依次是气管、支气管、肺癌，肝癌，胃癌，结直肠、肛门癌，食管癌，白血病，前列腺癌，胰腺癌，淋巴瘤和肾及泌尿系统部位不明癌。气管、支气管、肺癌是女性死亡率最高的肿瘤，其次是肝癌，结直肠、肛门癌，乳腺癌，胃癌和食管癌等（表 5-24，图 5-27～图 5-29）。

表 5-24 2014 年新疆生产建设兵团肿瘤登记地区肿瘤死亡率前 10 位

顺位	合计			男性			女性		
	部位及特定肿瘤	死亡率 (1/10万)	构成比 (%)	中标率 (1/10万)	部位及特定肿瘤	死亡率 (1/10万)	构成比 (%)	中标率 (1/10万)	部位及特定肿瘤	死亡率 (1/10万)	构成比 (%)	中标率 (1/10万)

顺位	部位及特定肿瘤	死亡率 (1/10万)	构成比 (%)	中标率 (1/10万)	部位及特定肿瘤	死亡率 (1/10万)	构成比 (%)	中标率 (1/10万)	部位及特定肿瘤	死亡率 (1/10万)	构成比 (%)	中标率 (1/10万)
1	气管、支气管、肺	38.29	20.18	24.40	气管、支气管、肺	53.59	21.55	35.59	气管、支气管、肺	22.88	17.55	13.90
2	肝脏	29.55	15.57	20.41	肝脏	45.15	18.15	32.64	肝脏	13.83	10.61	8.85
3	胃	20.41	10.75	12.79	胃	30.63	12.31	20.22	结直肠、肛门	13.57	10.41	8.69
4	结直肠、肛门	18.29	9.64	12.02	结直肠、肛门	22.97	9.24	15.25	乳房	11.44	8.78	7.40
5	食管	10.47	5.52	7.12	食管	13.20	5.31	9.82	胃	10.11	7.76	5.67
6	白血病	6.23	3.28	4.20	白血病	7.92	3.18	5.27	食管	7.71	5.92	4.63
7	乳房	6.10	3.21	4.04	前列腺	7.92	3.18	5.87	白血病	4.52	3.47	3.18
8	前列腺	5.04	2.65	3.70	胰腺	6.60	2.65	4.49	胆囊及其他	3.72	2.86	2.41
9	胰腺	4.77	2.51	3.20	淋巴瘤	5.28	2.12	3.82	淋巴瘤	3.46	2.65	2.21
10	淋巴瘤	4.37	2.30	3.06	肾及泌尿系统部位不明	4.49	1.80	3.26	卵巢	3.19	2.45	2.24

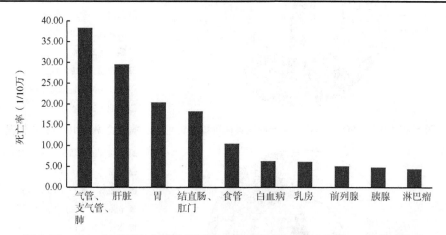

图 5-27 2014 年新疆生产建设兵团肿瘤登记地区肿瘤死亡率前 10 位构成情况

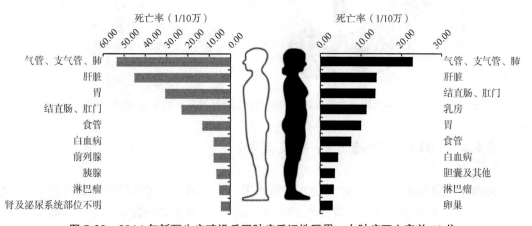

图 5-28 2014 年新疆生产建设兵团肿瘤登记地区男、女肿瘤死亡率前 10 位

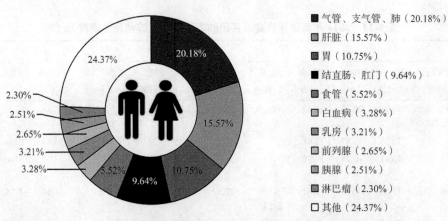

图 5-29（A） 2014 年新疆生产建设兵团肿瘤登记地区肿瘤死亡率前 10 位构成情况

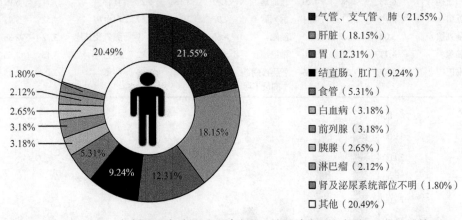

图 5-29（B） 2014 年新疆生产建设兵团肿瘤登记地区肿瘤死亡率前 10 位构成情况

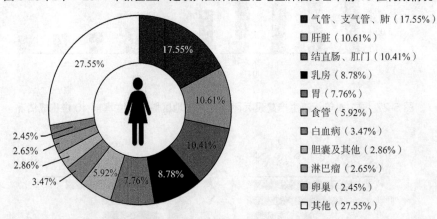

图 5-29（C） 2014 年新疆生产建设兵团肿瘤登记地区肿瘤死亡率前 10 位构成情况（女）

5.4.4 2014 年肿瘤年龄别发病率

肿瘤年龄别发病率在 0～45 岁处于较低水平，在 45 岁后随着年龄的增长呈波动上升趋势，在 70～75 岁年龄组达到高峰，为 1020.87/10 万。男性年龄别发病率变化趋势与合计发病率基本相同，在 75～80 岁达到高峰，为 1407.55/10 万；女性年龄别发病率在 70～75 岁年龄组达到高峰，为 751.41/10 万（表 5-25，图 5-30）。

表 5-25　2014 年新疆生产建设兵团肿瘤登记地区肿瘤年龄别发病情况

年龄组（岁）	合计（1/10 万）	男性		女性	
		发病人数	发病率（1/10 万）	发病人数	发病率（1/10 万）
0～1	32.26	0	0	1	69.88
1～5	19.88	2	25.78	1	13.64
5～10	26.79	4	35.30	2	18.07
10～15	13.32	3	19.49	1	6.84
15～20	7.12	2	9.26	1	4.87
20～25	14.83	2	8.26	5	21.73
25～30	30.62	5	21.23	9	40.58
30～35	61.90	13	74.11	9	50.01
35～40	78.73	14	54.05	28	102.04
40～45	195.21	52	106.59	138	284.25
45～50	275.35	86	168.41	187	388.94
50～55	376.02	98	286.04	143	479.37
55～60	517.08	95	437.79	120	603.62
60～65	557.18	108	675.51	81	451.68
65～70	717.68	107	829.52	136	648.85
70～75	1020.87	247	1324.75	158	751.41
75～80	994.86	199	1407.55	70	542.59
80～85	899.33	92	1370.68	27	414.11
85+	419.31	34	603.80	9	194.64

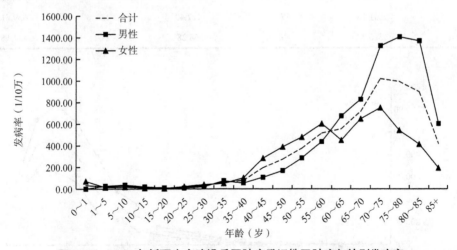

图 5-30　2014 年新疆生产建设兵团肿瘤登记地区肿瘤年龄别发病率

5.4.5　2014 年肿瘤年龄别死亡率

肿瘤年龄别死亡率在 0～55 岁处于较低水平，在 55 岁以后随着年龄的增长呈波动上升趋势，在 75~80 岁年龄组达到高峰，为 965.27/10 万。男性年龄别死亡率变化趋势与合计死亡率基本相同，在 75~80 岁达到高峰，为 1251.95/10 万；女性年龄别死亡率在 80~85 岁年龄组达到高峰，为 659.51/10 万（表 5-26，图 5-31）。

表 5-26 2014 年新疆生产建设兵团肿瘤登记地区肿瘤年龄别死亡情况

年龄组（岁）	合计（1/10万）	男性		女性	
		死亡人数	死亡率（1/10万）	死亡人数	死亡率（1/10万）
0~1	0	0	0	0	0
1~5	6.63	1	12.89	0	0
5~10	0	0	0	0	0
10~15	9.99	2	12.99	1	6.84
15~20	4.75	1	4.63	1	4.87
20~25	12.71	2	8.26	4	17.39
25~30	13.12	4	16.99	2	9.02
30~35	22.51	5	28.50	3	16.67
35~40	37.49	14	54.05	6	21.87
40~45	75.00	48	98.39	25	51.50
45~50	95.82	66	129.24	29	60.32
50~55	129.50	56	163.45	27	90.51
55~60	250.12	78	359.45	26	130.78
60~65	344.92	76	475.36	41	228.63
65~70	478.45	102	790.76	60	286.26
70~75	806.61	203	1088.76	117	556.43
75~80	965.27	177	1251.95	84	651.11
80~85	891.78	75	1117.40	43	659.51
85+	516.82	32	568.28	21	454.15

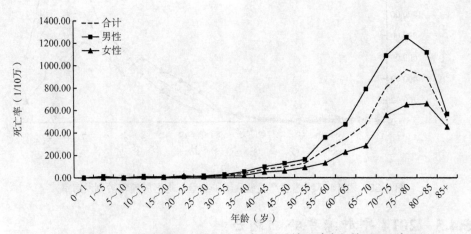

图 5-31 2014 年新疆生产建设兵团肿瘤登记地区肿瘤年龄别死亡率

5.5 2014 年肿瘤发病与死亡前 5 位情况

5.5.1 气管、支气管、肺癌发病与死亡情况

气管、支气管、肺（C33～C34）

5.5.1.1 气管、支气管、肺癌发病率

2014 年新疆生产建设兵团肿瘤登记地区气管、支气管、肺癌新发病例共 436 例，其中男性 189 例，女性 247 例，男女性发病数比例为 0.77∶1。气管、支气管、肺癌粗发病率为 57.77/10 万，其中男性粗发病率为 49.90/10 万，中标率与世标率分别为 32.11/10 万与 27.88/10 万；女性粗发病率为 65.71/10 万，中标率与世标率分别为 45.48/10 万与 37.74/10 万，且女性发病率明显高于男性。此外，女性发病率明显高于同期全国发病水平（表 5-27）。

5.5.1.2 气管、支气管、肺癌死亡率

2014 年新疆生产建设兵团肿瘤登记地区气管、支气管、肺癌死亡总数为 289 例，其中男性 203 例，女性 86 例，气管、支气管、肺癌粗死亡率为 38.29/10 万，其中男性粗死亡率、中标率与世标率分别为 53.59/10 万、35.59/10 万与 30.71/10 万；女性粗死亡率、中标率与世标率分别为 22.88/10 万、13.89/10 万与 12.22/10 万，且男性死亡率高于女性。此外，男、女性死亡率均低于同期全国死亡水平（表 5-27）。

表 5-27 2014 年新疆生产建设兵团肿瘤登记地区气管、支气管、肺癌发病与死亡情况

性别	例数	发病率（1/10 万）				例数	死亡率（1/10 万）			
		粗发病率	中标率	世标率	中国		粗死亡率	中标率	世标率	中国
男	189	49.90	32.11	27.88	49.31	203	53.59	35.59	30.71	40.23
女	247	65.71	45.48	37.74	23.83	86	22.88	13.89	12.22	16.95
合计	436	57.77	38.52	32.58	36.34	289	38.29	24.40	21.12	28.33

5.5.1.3 气管、支气管、肺癌年龄别发病率

气管、支气管、肺癌年龄别发病率在 0～45 岁处于较低水平，在 45 岁后随着年龄的增长呈波动上升趋势，在 70～75 岁年龄组达到高峰，为 229.38/10 万。男性年龄别发病率在 75～80 岁年龄组达到高峰，为 282.93/10 万；女性年龄别发病率变化趋势与合计发病率相似，在 70～75 岁年龄组达到最高峰，为 199.74/10 万（表 5-28，图 5-32）。

表 5-28　2014 年新疆生产建设兵团肿瘤登记地区气管、支气管、肺癌年龄别发病情况

年龄组（岁）	合计（1/10万）	男性		女性	
		发病人数	发病率（1/10万）	发病人数	发病率（1/10万）
0～1	0	0	0	0	0
1～5	0	0	0	0	0
5～10	0	0	0	0	0
10～15	3.33	0	0	1	6.84
15～20	0	0	0	0	0
20～25	2.12	1	4.13	0	0
25～30	0	0	0	0	0
30～35	5.63	1	5.70	1	5.56
35～40	15.00	0	0	8	29.15
40～45	38.01	7	14.35	30	61.79
45～50	57.49	7	13.71	50	103.99
50～55	62.41	12	35.03	28	93.86
55～60	84.18	12	55.30	23	115.69
60～65	85.49	16	100.08	13	72.49
65～70	118.14	16	124.04	24	114.50
70～75	229.38	49	262.81	42	199.74
75～80	196.01	40	282.93	13	100.77
80～85	204.05	17	253.28	10	153.37
85+	146.27	11	195.35	4	86.51

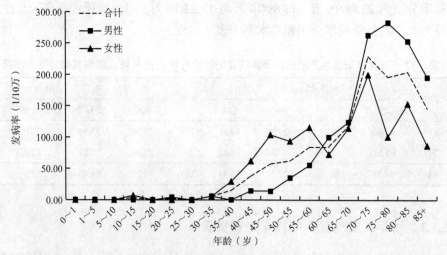

图 5-32　2014 年新疆生产建设兵团肿瘤登记地区气管、支气管、肺癌年龄别发病率

5.5.1.4　气管、支气管、肺癌年龄别死亡率

气管、支气管、肺癌年龄别死亡率在 0～55 岁处于较低水平，在 55 岁以后随着年龄的增长呈波动上升趋势，在 80～85 岁年龄组达到高峰，为 211.61/10 万。男性年龄别死亡率在 75～80 岁年龄组达到高峰，为 297.07/10 万；女性年龄别死亡率变化趋势与合计死亡

率基本相似，在80～85岁年龄组达到最高峰，为153.37/10万（表5-29，图5-33）。

表 5-29　2014 年新疆生产建设兵团肿瘤登记地区气管、支气管、肺癌年龄别死亡情况

年龄组（岁）	合计（1/10万）	男性		女性	
		死亡人数	死亡率（1/10万）	死亡人数	死亡率（1/10万）
0～1	0	0	0	0	0
1～5	0	0	0	0	0
5～10	0	0	0	0	0
10～15	0	0	0	0	0
15～20	2.37	0	0	1	4.87
20～25	4.24	2	8.26	0	0
25～30	0	0	0	0	0
30～35	2.81	1	5.70	0	0
35～40	5.62	3	11.58	0	0
40～45	9.25	8	16.40	1	2.06
45～50	13.11	10	19.58	3	6.24
50～55	10.92	6	17.51	1	3.35
55～60	50.51	16	73.73	5	25.15
60～65	73.70	15	93.82	10	55.76
65～70	91.56	20	155.05	11	52.48
70～75	184.01	50	268.17	23	109.38
75～80	207.11	42	297.07	14	108.52
80～85	211.61	18	268.18	10	153.37
85+	185.28	12	213.11	7	151.38

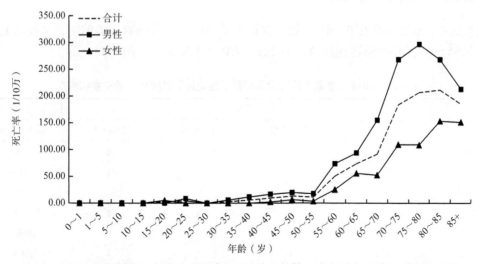

图 5-33　2014 年新疆生产建设兵团肿瘤登记地区气管、支气管、肺癌年龄别死亡率

5.5.2　乳腺癌发病与死亡情况

乳房（C50）

5.5.2.1 乳腺癌发病率

2014年新疆生产建设兵团肿瘤登记地区乳腺癌新发病例共310例，其中男性2例，女性308例。乳腺癌粗发病率为41.08/10万，其中女性乳腺癌粗发病率为81.93/10万，中标率与世标率分别为63.49/10万和52.13/10万；男性粗发病率为0.53/10万，中标率与世标率分别为0.47/10万和0.37/10万。此外，女性乳腺癌发病率高于同期全国发病水平（表5-30）。

5.5.2.2 乳腺癌死亡率

2014年新疆生产建设兵团肿瘤登记地区乳腺癌死亡总数为46例，其中男性3例，女性43例。乳腺癌粗死亡率为6.10/10万，其中女性乳腺癌粗死亡率、中标率与世标率分别为11.44/10万、7.40/10万与6.26/10万；男性乳腺癌粗死亡率、中标率与世标率分别为0.79/10万、0.57/10万与0.45/10万。女性乳腺癌死亡率低于同期全国死亡水平（表5-30）。

表5-30　2014年新疆生产建设兵团肿瘤登记地区乳腺癌发病与死亡情况

性别	例数	发病率（1/10万）				例数	死亡率（1/10万）			
		粗发病率	中标率	世标率	中国		粗死亡率	中标率	世标率	中国
男	2	0.53	0.47	0.37	—	3	0.79	0.57	0.45	—
女	308	81.93	63.49	52.13	31.54	43	11.44	7.40	6.26	6.67
合计	310	41.08	31.65	26.03	31.54	46	6.10	4.04	3.40	6.67

5.5.2.3 乳腺癌年龄别发病率

女性乳腺癌发病率在0～40岁处于较低水平，在40岁后随着年龄的增长呈波动上升趋势，在55～60岁年龄组达到高峰，为221.33/10万（表5-31，图5-34）。

表5-31　2014年新疆生产建设兵团肿瘤登记地区乳腺癌年龄别发病情况

年龄组（岁）	合计（1/10万）	男性		女性	
		发病人数	发病率（1/10万）	发病人数	发病率（1/10万）
0～1	0	0	0	0	0
1～5	6.63	0	0	1	13.64
5～10	0	0	0	0	0
10～15	0	0	0	0	0
15～20	0	0	0	0	0
20～25	2.12	0	0	1	4.35
25～30	10.93	0	0	5	22.54
30～35	5.63	0	0	2	11.11
35～40	16.87	0	0	9	32.80
40～45	51.37	1	2.05	49	100.93

续表

年龄组（岁）	合计（1/10万）	男性		女性	
		发病人数	发病率（1/10万）	发病人数	发病率（1/10万）
45～50	71.61	0	0	71	147.67
50～55	84.25	0	0	54	181.02
55～60	105.82	0	0	44	221.33
60～65	56.01	1	6.25	18	100.37
65～70	62.02	0	0	21	100.19
70～75	50.41	0	0	20	95.12
75～80	44.38	0	0	12	93.02
80～85	7.56	0	0	1	15.34
85+	0	0	0	0	0

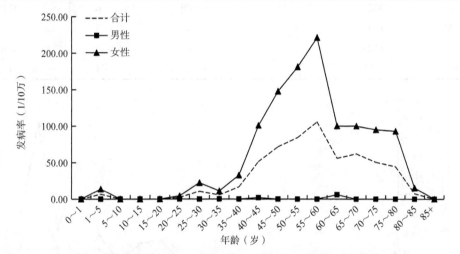

图 5-34　2014 年新疆生产建设兵团肿瘤登记地区乳腺癌年龄别发病率

5.5.2.4　乳腺癌年龄别死亡率

女性乳腺癌年龄别死亡率在 0～40 岁处于较低水平，在 40 岁以后随着年龄的增长呈波动上升趋势，在 80～85 岁年龄组达到高峰，为 76.69/10 万（表 5-32，图 5-35）。

表 5-32　2014 年新疆生产建设兵团肿瘤登记地区乳腺癌年龄别死亡情况

年龄组（岁）	合计（1/10万）	男性		女性	
		死亡人数	死亡率（1/10万）	死亡人数	死亡率（1/10万）
0～1	0	0	0	0	0
1～5	0	0	0	0	0
5～10	0	0	0	0	0
10～15	0	0	0	0	0
15～20	0	0	0	0	0
20～25	0	0	0	0	0

年龄组（岁）	合计（1/10万）	男性		女性	
		死亡人数	死亡率（1/10万）	死亡人数	死亡率（1/10万）
25～30	0	0	0	0	0
30～35	0	0	0	0	0
35～40	3.75	0	0	2	7.29
40～45	5.14	0	0	5	10.30
45～50	3.03	1	1.96	2	4.16
50～55	7.80	0	0	5	16.76
55～60	9.62	1	4.61	3	15.09
60～65	2.95	0	0	1	5.58
65～70	11.81	0	0	4	19.08
70～75	32.77	1	5.36	12	57.07
75～80	11.10	0	0	3	23.25
80～85	37.79	0	0	5	76.69
85+	9.75	0	0	1	21.63

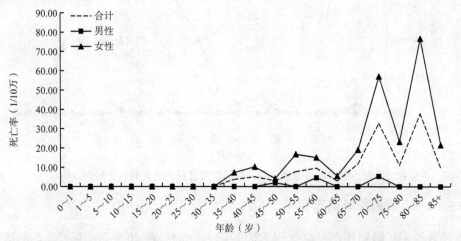

图5-35　2014年新疆生产建设兵团肿瘤登记地区乳腺癌年龄别死亡率

5.5.3　结直肠、肛门癌发病与死亡情况

结直肠、肛门（C18～C21）

5.5.3.1　结直肠、肛门癌发病率

2014年新疆生产建设兵团肿瘤登记地区市结直肠、肛门癌新发病例共290例，其中男性191例，女性99例。结直肠、肛门癌粗发病率为38.43/10万，其中女性结直肠、肛门癌粗发病率为26.34/10万，中标率与世标率分别为16.96/10万和14.68/10万；男性结直肠、肛门癌粗发病率为50.43/10万，中标率与世标率分别为34.64/10万和30.12/10万。男、

女性结直肠、肛门癌发病率均高于同期全国发病水平（表 5-33）。

5.5.3.2 结直肠、肛门癌死亡率

2014 年新疆生产建设兵团肿瘤登记地区结直肠、肛门癌死亡总数为 138 例，其中男性 87 例，女性 51 例。结直肠、肛门癌粗死亡率为 18.29/10 万，其中女性结直肠、肛门癌粗死亡率、中标率、世标率分别为 13.57/10 万、8.69/10 万与 7.61/10 万；男性结直肠、肛门癌粗死亡率、中标率、世标率分别为 22.97/10 万、15.25/10 万与 12.97/10 万。男、女性结直肠、肛门癌死亡率均高于同期全国死亡水平（表 5-33）。

表 5-33　2014 年新疆生产建设兵团肿瘤登记地区结直肠、肛门癌发病与死亡情况

性别	例数	发病率（1/10 万）				例数	死亡率（1/10 万）			
		粗发病率	中标率	世标率	中国		粗死亡率	中标率	世标率	中国
男	191	50.43	34.64	30.12	21.15	87	22.97	15.25	12.97	9.87
女	99	26.34	16.96	14.68	14.73	51	13.57	8.69	7.61	6.45
合计	290	38.43	25.81	22.38	17.89	138	18.29	12.02	10.32	8.11

5.5.3.3 结直肠、肛门癌年龄别发病率

结直肠、肛门癌年龄别发病率在 0～40 岁处于较低水平，在 40 岁后随着年龄的增长呈波动上升趋势，在 75～80 岁年龄组达到高峰，为 166.43/10 万。男性年龄别发病率在 75～80 岁年龄组达到高峰，为 247.56/10 万；女性年龄别发病率在 70～75 岁年龄组达到最高峰，为 114.14/10 万（表 5-34，图 5-36）。

表 5-34　2014 年新疆生产建设兵团肿瘤登记地区结直肠、肛门癌年龄别发病情况

年龄组（岁）	合计（1/10 万）	男性		女性	
		发病人数	发病率（1/10 万）	发病人数	发病率（1/10 万）
0～1	0	0	0	0	0
1～5	0	0	0	0	0
5～10	0	0	0	0	0
10～15	6.66	2	12.99	0	0
15～20	0	0	0	0	0
20～25	4.24	0	0	2	8.69
25～30	2.19	1	4.25	0	0
30～35	5.63	1	5.70	1	5.56
35～40	5.62	3	11.58	0	0
40～45	11.30	7	14.35	4	8.24
45～50	33.28	20	39.16	12	24.96
50～55	39.01	17	49.62	8	26.82
55～60	45.70	15	69.12	4	20.12

续表

年龄组（岁）	合计（1/10 万）	男性		女性	
		发病人数	发病率（1/10 万）	发病人数	发病率（1/10 万）
60～65	79.60	17	106.33	10	55.76
65～70	100.42	16	124.04	18	85.88
70～75	163.84	41	219.90	24	114.14
75～80	166.43	35	247.56	10	77.51
80～85	120.92	12	178.78	4	61.35
85+	58.51	4	71.04	2	43.25

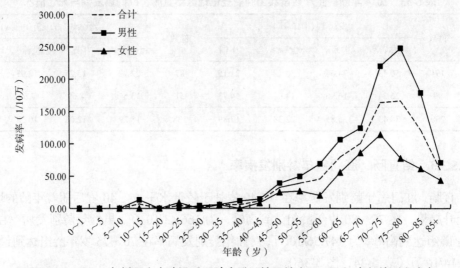

图 5-36　2014 年新疆生产建设兵团肿瘤登记地区结直肠、肛门癌年龄别发病率

5.5.3.4　结直肠、肛门癌年龄别死亡率

结直肠、肛门癌年龄别死亡率在 0～45 岁处于较低水平，在 45 岁以后随着年龄的增长呈波动上升趋势，在 80～85 岁年龄组达到高峰，为 90.69/10 万。男性年龄别死亡率在 80～85 岁年龄组达到高峰，为 119.19/10 万；女性年龄别死亡率，在 70～75 岁年龄组达到最高峰，为 61.83/10 万（表 5-35，图 5-37）。

表 5-35　2014 年新疆生产建设兵团肿瘤登记地区结直肠、肛门癌年龄别死亡情况

年龄组（岁）	合计（1/10 万）	男性		女性	
		死亡人数	死亡率（1/10 万）	死亡人数	死亡率（1/10 万）
0～1	0	0	0	0	0
1～5	0	0	0	0	0
5～10	0	0	0	0	0
10～15	0	0	0	0	0
15～20	0	0	0	0	0
20～25	0	0	0	0	0

续表

年龄组（岁）	合计（1/10万）	男性		女性	
		死亡人数	死亡率（1/10万）	死亡人数	死亡率（1/10万）
25~30	0	0	0	0	0
30~35	2.81	0	0	1	5.56
35~40	1.87	1	3.86	0	0
40~45	4.11	3	6.15	1	2.06
45~50	14.12	9	17.62	5	10.40
50~55	21.84	9	26.27	5	16.76
55~60	24.05	9	41.47	1	5.03
60~65	38.32	5	31.27	8	44.61
65~70	44.30	7	54.27	8	38.17
70~75	80.66	19	101.90	13	61.83
75~80	73.97	15	106.10	5	38.76
80~85	90.69	8	119.19	4	61.35
85+	19.50	2	35.52	0	0

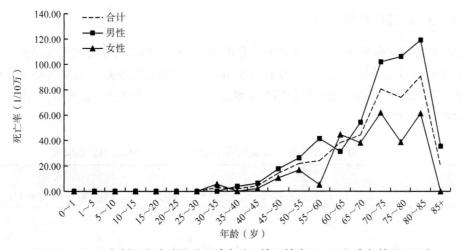

图 5-37　2014 年新疆生产建设兵团肿瘤登记地区结直肠、肛门癌年龄别死亡率

5.5.4　肝癌发病与死亡情况

肝脏（C22）

5.5.4.1　肝癌发病率

2014 年新疆生产建设兵团肿瘤登记地区肝癌新发病例共 275 例，其中男性 186 例，女性 89 例，男女性发病数比例为 2.09：1。肝癌粗发病率为 36.44/10 万，其中男性粗发病率为 49.11/10 万，中标率与世标率分别为 36.21/10 万与 27.34/10 万；女性粗发病率为 23.68/10 万，

中标率与世标率分别为 15.85/10 万与 13.92/10 万，且男性发病率高于女性。此外，男、女性发病率均高于同期全国发病水平（表 5-36）。

5.5.4.2 肝癌死亡率

2014 年新疆生产建设兵团肿瘤登记地区肝癌死亡总数为 223 例，其中男性 171 例，女性 52 例，男女性死亡数比例为 3.29∶1。肝癌粗死亡率为 29.55/10 万，其中男性粗死亡率、中标率与世标率分别为 45.15/10 万、32.64/10 万与 28.74/10 万；女性粗死亡率、中标率与世标率分别为 13.83/10 万、8.85/10 万与 7.77/10 万，男性死亡率高于女性。此外，男、女性死亡率均高于同期全国死亡水平（表 5-36）。

表 5-36　2014 年新疆生产建设兵团肿瘤登记地区肝癌发病与死亡情况

性别	例数	发病率（1/10 万）				例数	死亡率（1/10 万）			
		粗发病率	中标率	世标率	中国		粗死亡率	中标率	世标率	中国
男	186	49.11	36.21	27.34	31.14	171	45.15	32.64	28.74	23.32
女	89	23.68	15.85	13.92	8.79	52	13.83	8.85	7.77	7.56
合计	275	36.44	22.98	19.88	17.89	223	29.55	20.41	17.92	15.53

5.5.4.3 肝癌年龄别发病率

肝癌年龄别发病率在 0～45 岁处于较低水平，在 45 岁后随着年龄的增长呈波动上升趋势，在 70～75 岁年龄组达到高峰，为 115.95/10 万。男性年龄别发病率在 80～85 岁年龄组达到高峰，为 178.78/10 万；女性年龄别发病率在 65～70 岁年龄组达到高峰，为 109.73/10 万（表 5-37，图 5-38）。

表 5-37　2014 年新疆生产建设兵团肿瘤登记地区肝癌年龄别发病情况

年龄组（岁）	合计（1/10 万）	男性		女性	
		发病人数	发病率（1/10 万）	发病人数	发病率（1/10 万）
0～1	0	0	0	0	0
1～5	0	0	0	0	0
5～10	0	0	0	0	0
10～15	0	0	0	0	0
15～20	0		0	0	0
20～25	4.24	0	0	2	8.69
25～30	6.56	2	8.49	1	4.51
30～35	8.44	3	17.10	1	5.56
35～40	3.75	2	7.72	0	0
40～45	13.36	12	24.60	4	8.24
45～50	15.13	13	25.46	3	6.24
50～55	51.49	25	72.97	11	36.87
55～60	48.10	16	73.73	7	35.21

续表

年龄组（岁）	合计（1/10万）	男性		女性	
		发病人数	发病率（1/10万）	发病人数	发病率（1/10万）
60～65	85.49	27	168.88	5	27.88
65～70	97.46	16	124.04	23	109.73
70～75	115.95	33	176.99	20	95.12
75～80	103.55	22	155.61	8	62.01
80～85	105.80	12	178.78	4	61.35
85+	29.25	3	53.28	0	0

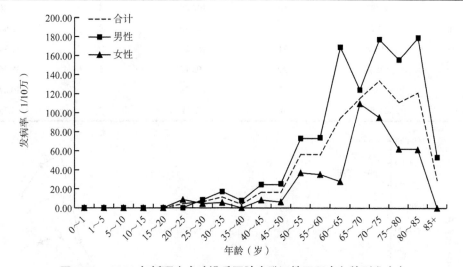

图5-38　2014年新疆生产建设兵团肿瘤登记地区肝癌年龄别发病率

5.5.4.4　肝癌年龄别死亡率

肝癌年龄别死亡率在0～50岁处于较低水平，在50岁以后随着年龄的增长呈波动上升趋势，在80～85岁年龄组时达到高峰，为143.59/10万。男性年龄别死亡率在80～85岁年龄组达到高峰，为253.28/10万；女性年龄别死亡率在70～75岁年龄组达到高峰，为71.34/10万（表5-38，图5-39）。

表5-38　2014年新疆生产建设兵团肿瘤登记地区肝癌年龄别死亡情况

年龄组（岁）	合计（1/10万）	男性		女性	
		死亡人数	死亡率（1/10万）	死亡人数	死亡率（1/10万）
0～1	0	0	0	0	0
1～5	0	0	0	0	0
5～10	0	0	0	0	0
10～15	6.66	2	12.99	0	0
15～20	2.37	1	4.63	0	0
20～25	4.24	0	0	2	8.69
25～30	2.19	1	4.25	0	0

续表

年龄组（岁）	合计（1/10 万）	男性		女性	
		死亡人数	死亡率（1/10 万）	死亡人数	死亡率（1/10 万）
30~35	8.44	3	17.10	0	0
35~40	3.75	2	7.72	0	0
40~45	9.25	9	18.45	0	0
45~50	15.13	11	21.54	4	8.32
50~55	24.96	10	29.19	6	20.11
55~60	43.29	16	73.73	2	10.06
60~65	61.91	16	100.08	5	27.88
65~70	82.70	19	147.30	9	42.94
70~75	115.95	31	166.26	15	71.34
75~80	125.74	29	205.12	5	38.76
80~85	143.59	17	253.28	2	30.67
85+	58.51	4	71.04	2	43.25

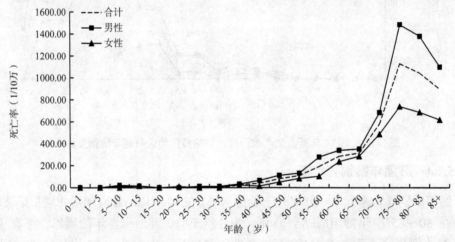

图 5-39　2014 年新疆生产建设兵团肿瘤登记地区肝癌年龄别死亡率

5.5.5　胃癌发病与死亡情况

胃（C16）

5.5.5.1　胃癌发病率

2014 年新疆生产建设兵团肿瘤登记地区胃癌新发病例共 225 例，其中男性 164 例，女性 61 例，男女性发病数比例为 2.69：1。胃癌粗发病率为 29.81/10 万，其中男性粗发病率为 43.30/10 万，中标率与世标率分别为 29.68/10 万与 25.36/10 万，女性粗发病率为 16.23/10 万，中标率与世标率分别为 10.63/10 万与 9.08/10 万，且男性发病率高于女性。男性发病率高于同期全国发病水平（表 5-39）。

5.5.5.2　胃癌死亡率

2014 年新疆生产建设兵团肿瘤登记地区胃癌死亡总数为 154 例，其中男性 116 例，女性 38 例，胃癌粗死亡率为 20.41/10 万，其中男性粗死亡率、中标率与世标率分别为 30.63/10 万、20.22/10 万与 17.40/10 万，女性粗死亡率、中标率与世标率分别为 10.11/10 万、5.67/10 万与 4.81/10 万，且男性死亡率高于女性。男性死亡率高于同期全国水平，女性死亡率低于全国同期水平（表 5-39）。

表 5-39　2014 年新疆生产建设兵团肿瘤登记地区胃癌发病与死亡情况

性别	例数	发病率（1/10 万）				例数	死亡率（1/10 万）			
		粗发病率	中标率	世标率	中国		粗死亡率	中标率	世标率	中国
男	164	43.30	29.68	25.36	23.28	116	30.63	20.22	17.40	19.04
女	61	16.23	10.63	9.08	11.32	38	10.11	5.67	4.81	10.59
合计	225	29.81	19.96	17.01	19.15	154	20.41	12.79	10.94	13.26

5.5.5.3　胃癌年龄别发病率

胃癌年龄别发病率在 0～50 岁处于较低水平，在 50 岁后随着年龄的增长呈波动上升趋势，在 75～80 岁年龄组达到高峰，为 162.73/10 万。男性年龄别发病率变化趋势与合计发病率相似，在 75～80 岁年龄组达到高峰，为 261.71/10 万，女性在 70～75 岁年龄组达到高峰，为 66.28/10 万（表 5-40，图 5-40）。

表 5-40　2014 年新疆生产建设兵团肿瘤登记地区胃癌年龄别发病情况

年龄组（岁）	合计（1/10 万）	男性		女性	
		发病人数	发病率（1/10 万）	发病人数	发病率（1/10 万）
0～1	0	0	0	0	0
1～5	0	0	0	0	0
5～10	0	0	0	0	0
10～15	0	0	0	0	0
15～20	0	0	0	0	0
20～25	0	0	0	0	0
25～30	0	0	0	0	0
30～35	2.81	0	0	1	5.56
35～40	9.37	4	15.44	1	3.64
40～45	10.27	2	4.10	8	16.48
45～50	21.18	18	35.25	3	6.24
50～55	31.21	16	46.70	4	13.41
55～60	48.10	16	73.73	4	20.12
60～65	50.12	12	75.06	5	27.88
65～70	91.56	19	147.30	12	57.25

续表

年龄组（岁）	合计（1/10 万）	男性		女性	
		发病人数	发病率（1/10 万）	发病人数	发病率（1/10 万）
70～75	105.87	28	150.17	14	66.28
75～80	162.73	37	261.71	7	54.26
80～85	68.02	9	134.09	0	0
85+	48.76	3	53.28	2	43.25

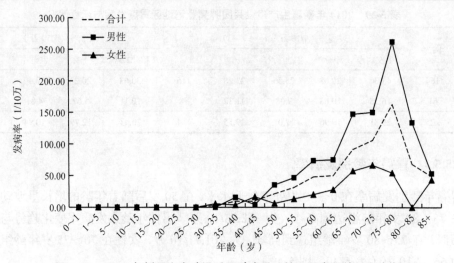

图 5-40　2014 年新疆生产建设兵团肿瘤登记地区胃癌年龄别发病率

5.5.5.4　胃癌年龄别死亡率

胃癌年龄别死亡率在 0～50 岁处于较低水平，在 50 岁以后随着年龄的增长呈波动上升趋势，在 75～80 岁年龄组达到高峰，为 144.24/10 万。男性年龄别死亡率变化趋势与合计死亡率相似，在 75～80 岁年龄组达到高峰，为 205.12/10 万，女性年龄别死亡率在 75～80 岁年龄组达到高峰，为 77.51/10 万（表 5-41，图 5-41）。

表 5-41　2014 年新疆生产建设兵团肿瘤登记地区胃癌年龄别死亡情况

年龄组（岁）	合计（1/10 万）	男性		女性	
		死亡人数	死亡率（1/10 万）	死亡人数	死亡率（1/10 万）
0～1	0	0	0	0	0
1～5	0	0	0	0	0
5～10	0	0	0	0	0
10～15	0	0	0	0	0
15～20	0	0	0	0	0
20～25	0	0	0	0	0
25～30	0	0	0	0	0
30～35	2.81	1	5.70	0	0
35～40	1.87	1	3.86	0	0

续表

年龄组（岁）	合计（1/10万）	男性		女性	
		死亡人数	死亡率（1/10万）	死亡人数	死亡率（1/10万）
40～45	9.25	4	8.20	5	10.30
45～50	12.10	9	17.62	3	6.24
50～55	21.84	13	37.94	1	3.35
55～60	24.05	10	46.08	0	0
60～65	26.53	7	43.78	2	11.15
65～70	41.35	11	85.28	3	14.31
70～75	80.66	22	117.99	10	47.56
75～80	144.24	29	205.12	10	77.51
80～85	37.79	4	59.59	1	15.34
85+	78.01	5	88.79	3	64.88

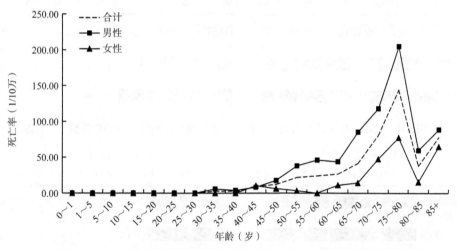

图 5-41　2014 年新疆生产建设兵团肿瘤登记地区胃癌年龄别死亡率

5.6　2015 年肿瘤发病与死亡情况

5.6.1　2015 年肿瘤发病率

2015 年新疆生产建设兵团肿瘤登记地区肿瘤新发病例共 2217 例，其中男性 1097 例，女性 1120 例，男女性发病数比例为 0.98：1。肿瘤粗发病率为 314.09/10 万，其中男性粗发病率为 311.24/10 万，中标率与世标率分别为 214.76/10 万与 190.88/10 万；女性粗发病率为 316.93/10 万，中标率与世标率分别为 208.10/10 万与 183.45/10 万（表 5-42，图 5-42，图 5-43）。

5.6.2 2015 年肿瘤死亡率

2015 年新疆生产建设兵团肿瘤登记地区肿瘤死亡总数为 1318 例，其中男性 689 例，女性 629 例，肿瘤粗死亡率为 186.72/10 万，其中男性粗死亡率、中标率与世标率分别为 195.48/10 万、126.06/10 万与 113.78/10 万；女性粗死亡率、中标率与世标率分别为 177.99/10 万、120.23/10 万与 104.02/10 万（表 5-42，图 5-42，图 5-43）。

表 5-42 2015 年新疆生产建设兵团肿瘤登记地区肿瘤发病与死亡情况

性别	例数	发病率（1/10 万）				例数	死亡率（1/10 万）			
		粗发病率	中标率	世标率	中国		粗死亡率	中标率	世标率	中国
男	1097	311.24	214.76	190.88	209.00	689	195.48	126.06	113.78	139.06
女	1120	316.93	208.10	183.45	174.24	629	177.99	120.23	104.02	76.06
合计	2217	314.09	208.92	184.75	190.64	1318	186.72	121.33	107.30	106.85

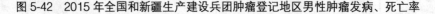

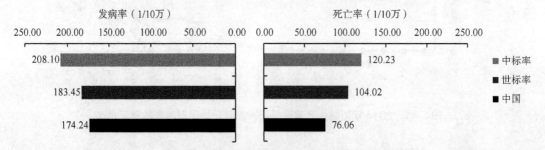

图 5-42 2015 年全国和新疆生产建设兵团肿瘤登记地区男性肿瘤发病、死亡率

图 5-43 2015 年全国和新疆生产建设兵团肿瘤登记地区女性肿瘤发病、死亡率

5.6.3 2015 年肿瘤发病和死亡前 10 位

结直肠、肛门癌是新疆生产建设兵团居民最常见的肿瘤，发病率为 51.00/10 万，占全部新发病例的 16.24%，其次是乳腺癌，气管、支气管、肺癌，胃癌和食管癌等。男性肿瘤发病率居前 10 位的依次是结直肠、肛门癌，气管、支气管、肺癌，胃癌，前列腺癌，膀胱癌，食管癌，肝癌，淋巴瘤，肾及泌尿系统部位不明癌，胰腺癌。乳腺癌是女性最常见的肿瘤，其次发病率较高的是结直肠、肛门癌，气管、支气管、肺癌，胃癌，子宫颈癌等（表 5-43，图 5-44～图 5-46）。

表 5-43　2015 年新疆生产建设兵团肿瘤登记地区肿瘤发病率前 10 位

顺位	合计				男性				女性			
	部位及特定肿瘤	发病率 (1/10万)	构成比 (%)	中标率 (1/10万)	部位及特定肿瘤	发病率 (1/10万)	构成比 (%)	中标率 (1/10万)	部位及特定肿瘤	发病率 (1/10万)	构成比 (%)	中标率 (1/10万)
1	结直肠、肛门	51.00	16.24	35.13	结直肠、肛门	65.54	21.06	46.14	乳房	96.49	30.45	64.19
2	乳房	49.59	15.79	33.32	气管、支气管、肺	57.88	18.60	39.14	结直肠、肛门	36.50	11.52	25.96
3	气管、支气管、肺	46.18	14.70	30.17	胃	51.35	16.50	34.95	气管、支气管、肺	34.52	10.89	21.65
4	胃	35.98	11.46	23.64	前列腺	22.41	7.20	15.13	胃	20.66	6.52	13.16
5	食管	11.76	3.74	8.05	膀胱	16.46	5.29	11.58	子宫颈	19.52	6.16	12.13
6	膀胱	11.76	3.74	7.73	食管	15.60	5.01	11.67	子宫体及子宫部位不明	14.43	4.55	9.12
7	前列腺	11.19	3.56	7.25	肝脏	12.77	4.10	9.63	卵巢	14.43	4.55	10.03
8	子宫颈	9.78	3.11	6.22	淋巴瘤	11.07	3.56	7.57	甲状腺	14.15	4.46	9.05
9	甲状腺	9.63	3.07	6.08	肾及泌尿系统部位不明	6.81	2.19	4.60	食管	7.92	2.50	4.79
10	淋巴瘤	9.07	2.89	6.13	胰腺	6.81	2.19	4.24	白血病	7.64	2.41	4.94

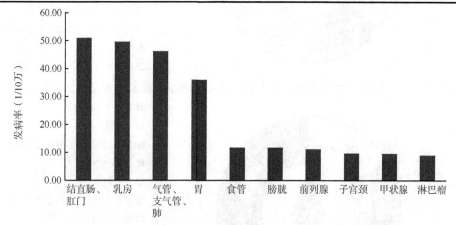

图 5-44　2015 年新疆生产建设兵团肿瘤登记地区肿瘤发病率前 10 位

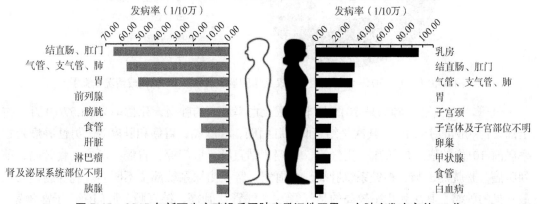

图 5-45　2015 年新疆生产建设兵团肿瘤登记地区男、女肿瘤发病率前 10 位

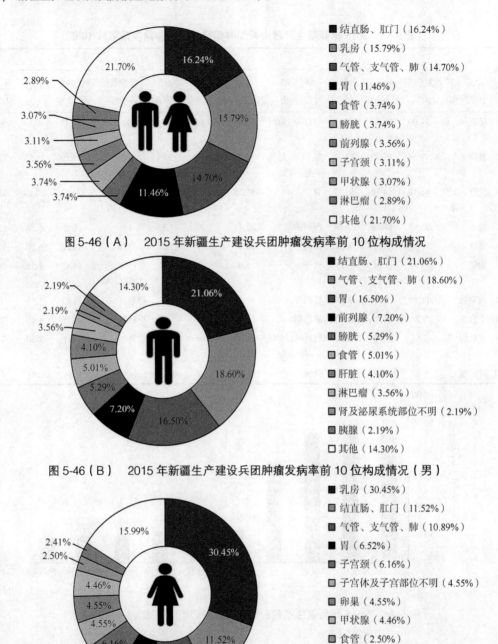

图 5-46（A） 2015 年新疆生产建设兵团肿瘤发病率前 10 位构成情况

图 5-46（B） 2015 年新疆生产建设兵团肿瘤发病率前 10 位构成情况（男）

图 5-46（C） 2015 年新疆生产建设兵团肿瘤发病率前 10 位构成情况（女）

气管、支气管、肺癌是 2015 年本地区死亡率最高的肿瘤，死亡率为 34.57/10 万，占全部死亡病例的 18.51%，其次是结直肠、肛门癌，乳腺癌，胃癌和肝癌等。男性肿瘤死亡率居前 10 位的依次是气管、支气管、肺癌，结直肠、肛门癌，胃癌，肝癌，食管癌，前列腺癌，膀胱癌，脑、神经系统肿瘤，白血病，肾及泌尿系统部位不明癌。乳腺癌是女性最常见的肿瘤，其次死亡率较高的是气管、支气管、肺癌，结直肠、肛门癌，子宫颈癌，胃癌，子宫体及子宫部位不明肿瘤等（表 5-44，图 5-47～图 5-49）。

表 5-44　2015 年新疆生产建设兵团肿瘤登记地区肿瘤死亡率前 10 位

顺位	合计			男性			女性		
	部位及特定肿瘤	死亡率(1/10万)	构成比(%)	中标率(1/10万)	部位及特定肿瘤	死亡率(1/10万)	构成比(%)	中标率(1/10万)	部位及特定肿瘤	死亡率(1/10万)	构成比(%)	中标率(1/10万)
1	气管、支气管、肺	34.57	18.51	20.76	气管、支气管、肺	47.10	24.09	28.33	乳房	40.75	22.89	31.23
2	结直肠、肛门	21.11	11.31	13.19	结直肠、肛门	26.39	13.50	17.93	气管、支气管、肺	22.07	12.40	14.14
3	乳房	20.54	11.00	15.63	胃	24.12	12.34	15.96	结直肠、肛门	15.85	8.90	8.96
4	胃	17.57	9.41	10.83	肝脏	18.73	9.58	12.76	子宫颈	11.32	6.36	9.09
5	肝脏	13.46	7.21	8.52	食管	9.36	4.79	5.60	胃	11.04	6.20	6.42
6	食管	7.08	3.79	4.18	前列腺	8.80	4.50	5.23	子宫体及子宫部位不明	9.06	5.09	6.15
7	子宫颈	5.67	3.03	4.46	膀胱	5.39	2.76	3.19	肝脏	8.21	4.61	4.56
8	子宫体及子宫部位不明	4.53	2.43	3.14	脑、神经系统	5.11	2.61	4.00	卵巢	6.51	3.66	5.14
9	前列腺	4.39	2.35	2.61	白血病	4.82	2.47	3.45	食管	4.81	2.70	2.71
10	肾及泌尿系统部位不明	4.25	2.28	2.65	肾及泌尿系统部位不明	4.82	2.47	2.90	甲状腺	4.53	2.54	3.45

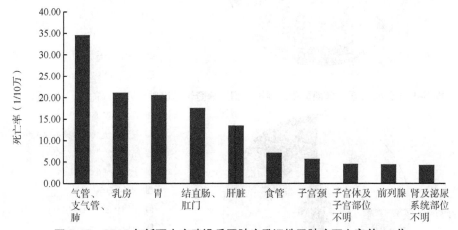

图 5-47　2015 年新疆生产建设兵团肿瘤登记地区肿瘤死亡率前 10 位

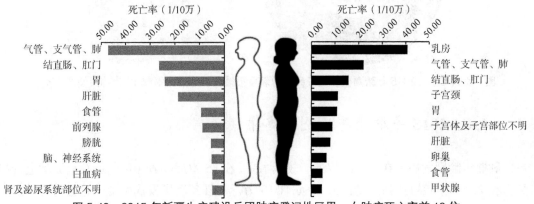

图 5-48　2015 年新疆生产建设兵团肿瘤登记地区男、女肿瘤死亡率前 10 位

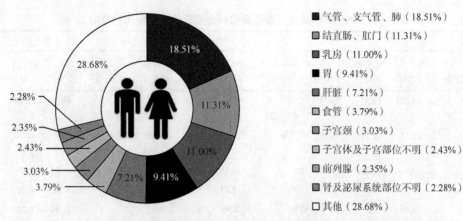

气管、支气管、肺（18.51%）
结直肠、肛门（11.31%）
乳房（11.00%）
胃（9.41%）
肝脏（7.21%）
食管（3.79%）
子宫颈（3.03%）
子宫体及子宫部位不明（2.43%）
前列腺（2.35%）
肾及泌尿系统部位不明（2.28%）
其他（28.68%）

图 5-49（A） 2015 年新疆生产建设兵团肿瘤登记地区肿瘤死亡率前 10 位构成情况

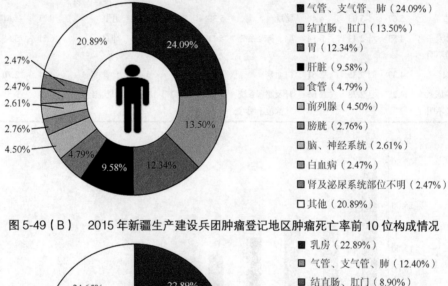

气管、支气管、肺（24.09%）
结直肠、肛门（13.50%）
胃（12.34%）
肝脏（9.58%）
食管（4.79%）
前列腺（4.50%）
膀胱（2.76%）
脑、神经系统（2.61%）
白血病（2.47%）
肾及泌尿系统部位不明（2.47%）
其他（20.89%）

图 5-49（B） 2015 年新疆生产建设兵团肿瘤登记地区肿瘤死亡率前 10 位构成情况

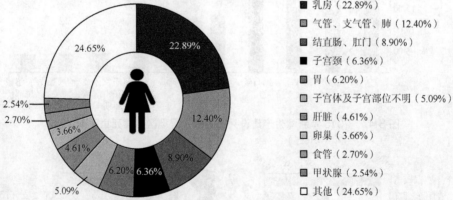

乳房（22.89%）
气管、支气管、肺（12.40%）
结直肠、肛门（8.90%）
子宫颈（6.36%）
胃（6.20%）
子宫体及子宫部位不明（5.09%）
肝脏（4.61%）
卵巢（3.66%）
食管（2.70%）
甲状腺（2.54%）
其他（24.65%）

图 5-49（C） 2015 年新疆生产建设兵团肿瘤登记地区肿瘤死亡率前 10 位构成情况（女）

5.6.4 2015 年肿瘤年龄别发病率

肿瘤年龄别发病率在 0～45 岁处于较低水平，在 45 岁后随着年龄的增长呈波动上升趋势，在 85+岁年龄组达到高峰，为 3996.41/10 万。男性年龄别发病率变化趋势与合计发病率基本相似，在 85+ 岁达到高峰，为 3826.88/10 万，女性年龄别发病率在 85+ 岁年龄组达到高峰，为 4214.22/10 万（表 5-45，图 5-50）。

表 5-45　2015 年新疆生产建设兵团肿瘤登记地区肿瘤年龄别发病情况

年龄组（岁）	合计（1/10 万）	男性		女性	
		发病人数	发病率（1/10 万）	发病人数	发病率（1/10 万）
0～1	0	0	0	0	0
1～5	0	0	0	0	0
5～10	5.03	0	0	1	10.37
10～15	0	0	0	0	0
15～20	5.28	2	10.23	0	0
20～25	4.50	0	0	2	9.13
25～30	14.72	2	8.33	5	21.25
30～35	28.53	5	32.19	4	24.98
35～40	22.35	2	10.44	7	33.16
40～45	45.82	15	36.36	23	55.20
45～50	85.97	31	61.09	55	111.58
50～55	358.43	122	320.98	133	401.39
55～60	622.85	129	625.48	115	619.91
60～65	559.12	97	628.56	81	493.78
65～70	995.83	145	1317.70	139	793.61
70～75	627.91	95	670.43	121	598.12
75～80	825.40	117	732.26	130	932.10
80～85	2403.88	167	2500.00	160	2311.14
85+	3996.41	168	3826.88	144	4214.22

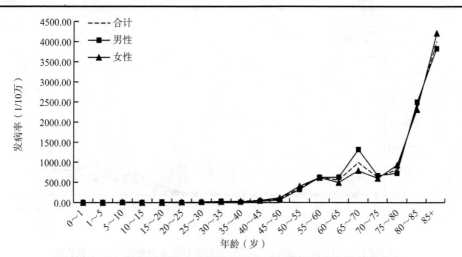

图 5-50　2015 年新疆生产建设兵团肿瘤登记地区肿瘤年龄别发病率

5.6.5 2015 年肿瘤年龄别死亡率

肿瘤年龄别死亡率在 0～45 岁处于较低水平，在 45 岁以后随着年龄的增长呈波动上升趋势，在 85+岁年龄组达到高峰，为 2536.19/10 万。男性、女性年龄别死亡率变化趋势与合计死亡率基本一致，均在 85+岁年龄组达到高峰，达高峰时男性死亡率为 3052.39/10 万，女性死亡率为 1872.99/10 万（表 5-46，图 5-51）。

表 5-46　2015 年新疆生产建设兵团肿瘤登记地区肿瘤年龄别死亡情况

年龄组（岁）	合计（1/10 万）	男性		女性	
		死亡人数	死亡率（1/10 万）	死亡人数	死亡率（1/10 万）
0～1	0	0	0	0	0
1～5	0	0	0	0	0
5～10	5.03	1	9.76	0	0
10～15	3.77	0	0	1	7.70
15～20	2.64	1	5.11	0	0
20～25	2.25	1	4.43	0	0
25～30	4.21	1	4.16	1	4.25
30～35	19.02	5	32.19	1	6.25
35～40	24.83	2	10.44	8	37.90
40～45	15.68	8	19.39	5	12.00
45～50	58.98	24	47.30	35	71.01
50～55	160.24	38	99.98	76	229.36
55～60	347.16	52	252.13	84	452.81
60～65	323.53	45	291.60	58	353.57
65～70	441.81	70	636.13	56	319.73
70～75	398.26	73	515.17	64	316.36
75～80	618.21	87	544.50	98	702.66
80～85	1654.05	147	2200.60	78	1126.68
85+	2536.19	134	3052.39	64	1872.99

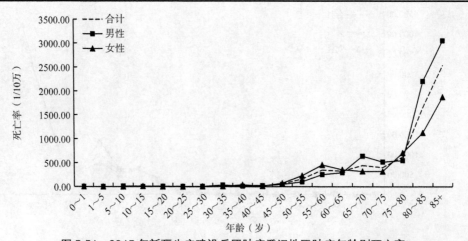

图 5-51　2015 年新疆生产建设兵团肿瘤登记地区肿瘤年龄别死亡率

5.7　2015 年肿瘤发病与死亡前 5 位情况

5.7.1　结直肠、肛门癌发病与死亡情况

结直肠、肛门（C18~C21）

5.7.1.1　结直肠、肛门癌发病率

2015 年新疆生产建设兵团肿瘤登记地区结直肠、肛门癌新发病例共 360 例，其中男性 231 例，女性 129 例，男女性发病数比例为 1.79：1。结直肠、肛门癌粗发病率为 51.00/10 万，其中男性结直肠、肛门癌粗发病率为 65.54/10 万，中标率与世标率分别为 46.14/10 万和 40.65/10 万；女性结直肠、肛门癌粗发病率为 36.50/10 万，中标率与世标率分别为 25.96/10 万和 22.65/10 万，男、女性结直肠、肛门癌发病率均高于同期全国发病水平（表 5-47）。

5.7.1.2　结直肠、肛门癌死亡率

2015 年新疆生产建设兵团肿瘤登记地区结直肠、肛门癌死亡总数为 149 例，其中男性 93 例，女性 56 例。结直肠、肛门癌粗死亡率为 21.11/10 万，其中男性结直肠、肛门癌粗死亡率为 26.39/10 万，中标率与世标率分别为 17.93/10 万和 15.93/10 万；女性结直肠、肛门癌粗死亡率为 15.85/10 万，中标率与世标率分别为 8.96/10 万和 8.23/10 万（表 5-47）。

表 5-47　2015 年新疆生产建设兵团肿瘤登记地区结直肠、肛门癌发病与死亡情况

性别	例数	发病率（1/10 万）				例数	死亡率（1/10 万）			
		粗发病率	中标率	世标率	中国		粗死亡率	中标率	世标率	中国
男	231	65.54	46.14	40.65	21.15	93	26.39	17.93	15.93	9.87
女	129	36.50	25.96	22.65	14.73	56	15.85	8.96	8.23	6.45
合计	360	51.00	35.13	30.76	17.89	149	21.11	13.19	11.82	8.11

5.7.1.3　结直肠、肛门癌年龄别发病率

结直肠、肛门癌年龄别发病率在 0~45 岁处于较低水平，在 45 岁后随着年龄的增长呈波动上升趋势，在 85+岁年龄组达到高峰，为 563.60/10 万。男性年龄别发病率在 80~85 岁年龄组达到高峰，为 538.92 /10 万；女性发病率在 85+岁年龄组达到最高峰，为 643.84/10 万（表 5-48，图 5-52）。

表 5-48　2015 年新疆生产建设兵团肿瘤登记地区结直肠、肛门癌年龄别发病情况

年龄组（岁）	合计（1/10 万）	男性		女性	
		发病人数	发病率（1/10 万）	发病人数	发病率（1/10 万）
0~1	0	0	0	0	0
1~5	0	0	0	0	0

年龄组（岁）	合计（1/10万）	男性		女性	
		发病人数	发病率（1/10万）	发病人数	发病率（1/10万）
5~10	0	0	0	0	0
10~15	0	0	0	0	0
15~20	0	0	0	0	0
20~25	0	0	0	0	0
25~30	2.10	1	4.16	0	0
30~35	3.17	1	6.44	0	0
35~40	9.93	1	5.22	3	14.21
40~45	4.82	3	7.27	1	2.40
45~50	16.99	12	23.65	5	10.14
50~55	71.69	32	84.19	19	57.34
55~60	117.42	26	126.07	20	107.81
60~65	109.94	23	149.04	12	73.15
65~70	154.28	31	281.72	13	74.22
70~75	98.84	22	155.26	12	59.32
75~80	93.57	21	131.43	7	50.19
80~85	374.92	36	538.92	15	216.67
85+	563.60	22	501.14	22	643.84

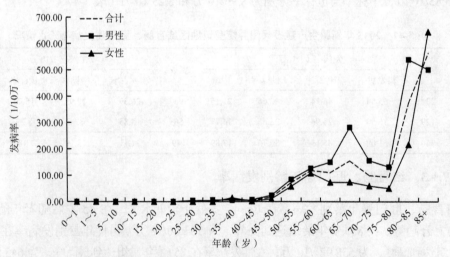

图 5-52　2015 年新疆生产建设兵团肿瘤登记地区结直肠、肛门癌年龄别发病率

5.7.1.4　结直肠、肛门癌年龄别死亡率

结直肠、肛门癌年龄别死亡率在 0～50 岁处于较低水平，在 50 岁以后随着年龄的增长呈波动上升趋势，在 85+岁年龄组达到高峰，为 384.27/10 万。男性年龄别死亡率在 85+岁年龄组达到高峰，为 387.24 /10 万；而女性年龄别死亡率在 85+岁年龄组达到最高峰，为 380.45/10 万（表 5-49，图 5-53）。

表 5-49 2015 年新疆生产建设兵团肿瘤登记地区结直肠、肛门癌年龄别死亡情况

年龄组（岁）	合计（1/10万）	男性		女性	
		死亡人数	死亡率（1/10万）	死亡人数	死亡率（1/10万）
0~1	0	0	0	0	0
1~5	0	0	0	0	0
5~10	0	0	0	0	0
10~15	0	0	0	0	0
15~20	0	0	0	0	0
20~25	0	0	0	0	0
25~30	0	0	0	0	0
30~35	3.17	1	6.44	0	0
35~40	0	0	0	0	0
40~45	2.41	2	4.85	0	0
45~50	4.00	3	5.91	1	2.03
50~55	18.27	8	21.05	5	15.09
55~60	30.63	10	48.49	2	10.78
60~65	34.55	9	58.32	2	12.19
65~70	45.58	9	81.79	4	22.84
70~75	61.05	12	84.69	9	44.49
75~80	60.15	9	56.33	9	64.53
80~85	176.43	13	194.61	11	158.89
85+	384.27	17	387.24	13	380.45

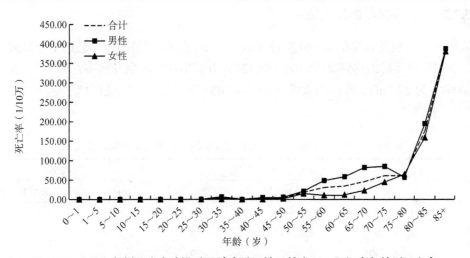

图 5-53 2015 年新疆生产建设兵团肿瘤登记地区结直肠、肛门癌年龄别死亡率

5.7.2 乳腺癌发病与死亡情况

乳房（C50）

5.7.2.1 乳腺癌发病率

2015 年新疆生产建设兵团肿瘤登记地区乳腺癌新发病例共 350 例，其中男性 9 例，女性 341 例，男女性发病数比例为 0.03：1。乳腺癌粗发病率为 49.59/10 万，其中男性粗发病率为 2.55/10 万，中标率与世标率分别为 1.90/10 万与 1.72/10 万；女性粗发病率为 96.49/10 万，中标率与世标率分别为 64.19/10 万与 56.49/10 万，且女性发病率明显高于男性，女性发病率高于同期全国发病水平（表 5-50）。

5.7.2.2 乳腺癌死亡率

2015 年新疆生产建设兵团肿瘤登记地区乳腺癌死亡总数为 145 例，其中男性 1 例，女性 144 例，乳腺癌粗死亡率为 20.54/10 万，其中男性粗死亡率、中标率与世标率分别为 0.28/10 万、0.11/10 万与 0.09/10 万；女性粗死亡率、中标率与世标率分别为 40.75/10 万、31.35/10 万与 26.33/10 万，且女性死亡率高于男性，女性死亡率高于同期全国死亡水平（表 5-50）。

表 5-50　2015 年新疆生产建设兵团肿瘤登记地区乳腺癌发病与死亡情况

性别	例数	发病率（1/10 万）				例数	死亡率（1/10 万）			
		粗发病率	中标率	世标率	中国		粗死亡率	中标率	世标率	中国
男	9	2.55	1.90	1.72	—	1	0.28	0.11	0.09	—
女	341	96.49	64.19	56.49	31.54	144	40.75	31.35	26.33	6.67
合计	350	49.59	33.32	29.40	31.54	145	20.54	15.63	13.17	6.67

5.7.2.3 乳腺癌年龄别发病率

乳腺癌年龄别发病率在 0～40 岁处于较低水平，在 40 岁后随着年龄的增长呈波动上升趋势，在 85+ 岁年龄组达到高峰，为 448.32/10 万。男性年龄别发病率在 65～70 岁年龄组达到高峰，为 27.26/10 万；而女性发病率在 85+ 岁年龄组达到最高峰，为 995.02/10 万（表 5-51，图 5-54）。

表 5-51　2015 年新疆生产建设兵团登记地区乳腺癌年龄别发病情况

年龄组（岁）	合计（1/10 万）	男性		女性	
		发病人数	发病率（1/10 万）	发病人数	发病率（1/10 万）
0～1	0	0	0	0	0
1～5	0	0	0	0	0
5～10	5.03	0	0	1	10.37
10～15	0	0	0	0	0
15～20	0	0	0	0	0
20～25	2.25	0	0	1	4.56
25～30	4.21	0	0	2	8.50
30～35	3.17	0	0	1	6.25

续表

年龄组（岁）	合计（1/10万）	男性		女性	
		发病人数	发病率（1/10万）	发病人数	发病率（1/10万）
35~40	4.97	0	0	2	9.48
40~45	14.47	1	2.42	11	26.40
45~50	23.99	0	0	24	48.69
50~55	63.25	1	2.63	44	132.79
55~60	79.13	0	0	31	167.11
60~65	94.23	1	6.48	29	176.79
65~70	178.83	3	27.26	48	274.05
70~75	84.30	0	0	29	143.35
75~80	143.69	1	6.26	42	301.14
80~85	316.11	1	14.97	42	606.67
85+	448.32	1	22.78	34	995.02

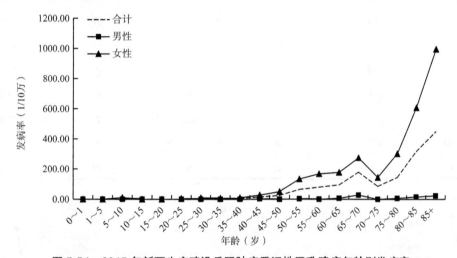

图 5-54　2015 年新疆生产建设兵团肿瘤登记地区乳腺癌年龄别发病率

5.7.2.4　乳腺癌年龄别死亡率

乳腺癌年龄别死亡率在 0~45 岁处于较低水平，在 45 岁以后随着年龄的增长呈波动上升趋势，在 85+岁年龄组达到高峰，为 128.09 /10 万。女性年龄别死亡率均在 85+岁年龄组达到高峰，为 292.65/10 万；男性年龄别死亡率在 75~80 岁年龄组达到高峰，为 6.26/10 万（表 5-52，图 5-55）。

表 5-52　2015 年新疆生产建设兵团肿瘤登记地区乳腺癌年龄别死亡情况

年龄组（岁）	合计（1/10万）	男性		女性	
		死亡人数	死亡率（1/10万）	死亡人数	死亡率（1/10万）
0~1	0	0	0	0	0
1~5	0	0	0	0	0

续表

年龄组（岁）	合计（1/10万）	男性		女性	
		死亡人数	死亡率（1/10万）	死亡人数	死亡率（1/10万）
5~10	0	0	0	0	0
10~15	0	0	0	0	0
15~20	0	0	0	0	0
20~25	0	0	0	0	0
25~30	0	0	0	0	0
30~35	0	0	0	0	0
35~40	2.48	0	0	1	4.74
40~45	1.21	0	0	1	2.40
45~50	11.00	0	0	11	22.32
50~55	39.36	0	0	28	84.50
55~60	94.45	0	0	37	199.45
60~65	47.12	0	0	15	91.44
65~70	59.61	0	0	17	97.06
70~75	31.98	0	0	11	54.37
75~80	30.08	1	6.26	8	57.36
80~85	36.76	0	0	5	72.22
85+	128.09	0	0	10	292.65

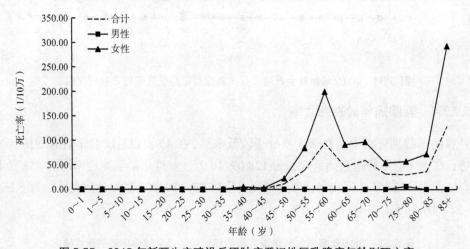

图 5-55　2015 年新疆生产建设兵团肿瘤登记地区乳腺癌年龄别死亡率

5.7.3　气管、支气管、肺癌发病与死亡情况

气管、支气管、肺（C33~C34）

5.7.3.1　气管、支气管、肺癌发病率

2015 年新疆生产建设兵团肿瘤登记地区气管、支气管、肺癌新发病例共 326 例，其中男性 204 例，女性 122 例，男女性发病数比例为 1.67∶1。气管、支气管、肺癌粗发病率为 46.18/10 万，其中男性粗发病率为 57.88/10 万，中标率与世标率分别为 39.14/10 万与 34.68/10 万；女性气管、支气管、肺癌粗发病率为 34.52/10 万，中标率与世标率分别为 21.91/10 万和 19.39/10 万。男性气管、支气管、肺癌发病率高于女性，男、女性气管、支气管、肺癌发病率低于同期全国发病水平（表 5-53）。

5.7.3.2　气管、支气管、肺癌死亡率

2015 年新疆生产建设兵团肿瘤登记地区气管、支气管、肺癌死亡总数为 244 例，其中男性 166 例，女性 78 例。男女性死亡数比例为 2.13∶1。气管、支气管、肺癌粗死亡率为 34.57/10 万，其中男性粗死亡率、中标率与世标率分别为 47.10/10 万、28.33/10 万与 25.66/10 万；女性粗死亡率、中标率与世标率分别为 22.07/10 万、14.14/10 万与 12.16/10 万，男性气管、支气管、肺癌死亡率高于女性，男、女性气管、支气管、肺癌死亡率低于同期全国死亡水平（表 5-53）。

表 5-53　2015 年新疆生产建设兵团肿瘤登记地区气管、支气管、肺癌发病与死亡情况

性别	例数	发病率（1/10 万）				例数	死亡率（1/10 万）			
		粗发病率	中标率	世标率	中国		粗死亡率	中标率	世标率	中国
男	204	57.88	39.14	34.68	49.31	166	47.10	28.33	25.66	40.23
女	122	34.52	21.91	19.39	23.83	78	22.07	14.14	12.16	16.95
合计	326	46.18	30.17	26.70	36.34	244	34.57	20.76	18.49	28.33

5.7.3.3　气管、支气管、肺癌年龄别发病率

气管、支气管、肺癌年龄别发病率在 0～50 岁处于较低水平，在 50 岁后随着年龄的增长呈波动上升趋势，在 85+岁年龄组达到高峰，为 666.07/10 万。男性年龄别发病率在 85+岁年龄组达到高峰，为 820.05/10 万；而女性年龄别发病率在 80～85 岁年龄组达到高峰，为 468.25/10 万（表 5-54，图 5-56）。

表 5-54　2015 年新疆生产建设兵团肿瘤登记地区气管、支气管、肺癌年龄别发病情况

年龄组（岁）	合计（1/10 万）	男性		女性	
		发病人数	发病率（1/10 万）	发病人数	发病率（1/10 万）
0～1	0	0	0	0	0
1～5	0	0	0	0	0
5～10	0	0	0	0	0
10～15	0	0	0	0	0
15～20	0	0	0	0	0
20～25	0	0	0	0	0

年龄组（岁）	合计（1/10万）	男性		女性	
		发病人数	发病率（1/10万）	发病人数	发病率（1/10万）
25～30	0	0	0	0	0
30～35	0	0	0	0	0
35～40	2.48	1	5.22	0	0
40～45	0	0	0	0	0
45～50	9.00	6	11.82	3	6.09
50～55	49.20	18	47.36	17	51.31
55～60	102.11	26	126.07	14	75.47
60～65	78.53	18	116.64	7	42.67
65～70	133.24	23	209.01	15	85.64
70～75	104.65	17	119.97	19	93.92
75～80	110.28	21	131.43	12	86.04
80～85	419.03	38	568.86	19	274.45
85+	666.07	36	820.05	16	468.25

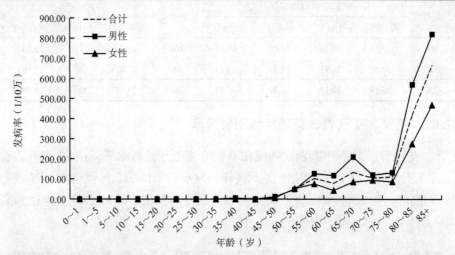

图 5-56 2015 年新疆生产建设兵团肿瘤登记地区气管、支气管、肺癌年龄别发病率

5.7.3.4 气管、支气管、肺癌年龄别死亡率

气管、支气管、肺癌年龄别死亡率在 0～45 岁处于较低水平，在 45 岁以后随着年龄的增长呈波动上升趋势，在 85+岁年龄组时达到高峰，为 461.12/10 万。男性年龄别死亡率在 85+岁年龄组达到高峰，为 728.93/10 万；而女性年龄别死亡率在 75～80 岁年龄组达到高峰，为 129.06/10 万（表 5-55，图 5-57）。

表 5-55　2015 年新疆生产建设兵团肿瘤登记地区气管、支气管、肺癌年龄别死亡情况

年龄组（岁）	合计（1/10万）	男性		女性	
		死亡人数	死亡率（1/10万）	死亡人数	死亡率（1/10万）
0~1	0	0	0	0	0
1~5	0	0	0	0	0
5~10	0	0	0	0	0
10~15	0	0	0	0	0
15~20	0	0	0	0	0
20~25	0	0	0	0	0
25~30	0	0	0	0	0
30~35	0	0	0	0	0
35~40	0	0	0	0	0
40~45	0	0	0	0	0
45~50	12.00	8	15.77	4	8.12
50~55	30.92	9	23.68	13	39.23
55~60	45.95	9	43.64	9	48.51
60~65	40.83	6	38.88	7	42.67
65~70	87.66	18	163.58	7	39.97
70~75	75.58	18	127.03	8	39.55
75~80	140.35	24	150.21	18	129.06
80~85	367.57	42	628.74	8	115.56
85+	461.12	32	728.93	4	117.06

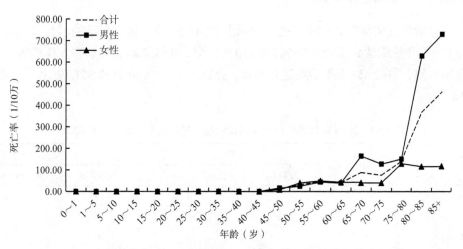

图 5-57　2015 年新疆生产建设兵团肿瘤登记地区气管、支气管、肺癌年龄别死亡率

5.7.4　胃癌发病与死亡情况

胃（C16）

5.7.4.1 胃癌发病率

2015 年新疆生产建设兵团肿瘤登记地区胃癌新发病例共 254 例，其中男性 181 例，女性 73 例，男女性发病数比例为 2.48∶1。胃癌粗发病率为 35.98/10 万，其中男性粗发病率为 51.35/10 万，中标率与世标率分别为 34.95/10 万与 31.30/10 万；女性粗发病率为 20.66/10 万，中标率与世标率分别为 13.16/10 万与 11.79/10 万，且男性发病率高于女性。此外，男、女性发病率均高于同期全国发病水平（表 5-56）。

5.7.4.2 胃癌死亡率

2015 年新疆生产建设兵团肿瘤登记地区胃癌死亡总数为 124 例，其中男性 85 例，女性 39 例，男女性死亡数比例为 2.18∶1。胃癌粗死亡率为 17.57/10 万，其中男性粗死亡率、中标率与世标率分别为 24.12/10 万、15.96/10 万、14.37/10 万；女性粗死亡率、中标率与世标率分别为 11.04/10 万、6.42/10 万与 5.78/10 万，男性死亡率高于女性。此外，男、女性死亡率均低于同期全国死亡水平（表 5-56）。

表 5-56　2015 年新疆生产建设兵团肿瘤登记地区胃癌发病与死亡情况

性别	例数	发病率（1/10 万）				例数	死亡率（1/10 万）			
		粗发病率	中标率	世标率	中国		粗死亡率	中标率	世标率	中国
男	181	51.35	34.95	31.30	23.28	85	24.12	15.96	14.37	19.04
女	73	20.66	13.16	11.79	11.32	39	11.04	6.42	5.78	10.59
合计	254	35.98	23.64	21.14	19.15	124	17.57	10.83	9.74	13.26

5.7.4.3 胃癌年龄别发病率

胃癌年龄别发病率在 0～50 岁处于较低水平，在 50 岁后随着年龄的增长呈波动上升趋势，在 85+岁年龄组达到高峰，为 563.60 /10 万。男、女性年龄别发病率变化趋势与合计发病率基本一致，均在 85+岁年龄组达到高峰，分别为 728.93/10 万和 351.19/10 万（表 5-57，图 5-58）。

表 5-57　2015 年新疆生产建设兵团肿瘤登记地区胃癌年龄别发病情况

年龄组（岁）	合计（1/10 万）	男性		女性	
		发病人数	发病率（1/10 万）	发病人数	发病率（1/10 万）
0～1	0	0	0	0	0
1～5	0	0	0	0	0
5～10	0	0	0	0	0
10～15	0	0	0	0	0
15～20	0	0	0	0	0
20～25	0	0	0	0	0
25～30	2.10	0	0	1	4.25
30～35	6.34	2	12.87	0	0

续表

年龄组（岁）	合计（1/10万）	男性		女性	
		发病人数	发病率（1/10万）	发病人数	发病率（1/10万）
35~40	0.00	0	0	0	0
40~45	8.44	4	9.70	3	7.20
45~50	4.00	1	1.97	3	6.09
50~55	33.73	20	52.62	4	12.07
55~60	66.37	21	101.82	5	26.95
60~65	50.26	11	71.28	5	30.48
65~70	133.24	24	218.10	14	79.93
70~75	72.67	20	141.14	5	24.72
75~80	93.57	20	125.17	8	57.36
80~85	286.70	26	389.22	13	187.78
85+	563.60	32	728.93	12	351.19

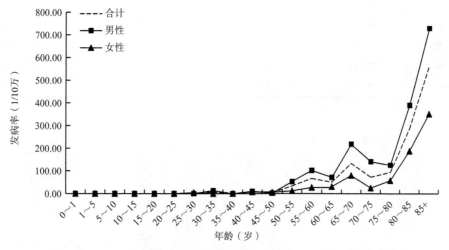

图 5-58　2015 年新疆生产建设兵团肿瘤登记地区胃癌年龄别发病率

5.7.4.4 胃癌年龄别死亡率

胃癌年龄别死亡率在 0~55 岁处于较低水平，在 55 岁以后随着年龄的增长呈波动上升趋势，在 85+岁年龄组时达到高峰，为 268.99/10 万。男性年龄别死亡率在 85+岁年龄组达到高峰，为 341.69/10 万；而女性年龄别死亡率在 85+岁年龄组达到高峰，为 175.59 /10 万（表 5-58，图 5-59）。

表 5-58 2015 年新疆生产建设兵团肿瘤登记地区胃癌年龄别死亡情况

年龄组（岁）	合计（1/10 万）	男性		女性	
		死亡人数	死亡率（1/10 万）	死亡人数	死亡率（1/10 万）
0~1	0	0	0	0	0
1~5	0	0	0	0	0
5~10	0	0	0	0	0
10~15	0	0	0	0	0
15~20	0	0	0	0	0
20~25	0	0	0	0	0
25~30	0	0	0	0	0
30~35	3.17	1	6.44	0	0
35~40	0	0	0	0	0
40~45	0	0	0	0	0
45~50	3.00	2	3.94	1	2.03
50~55	4.22	1	2.63	2	6.04
55~60	22.97	8	38.79	1	5.39
60~65	28.27	5	32.40	4	24.38
65~70	49.09	9	81.79	5	28.55
70~75	63.95	18	127.03	4	19.77
75~80	60.15	7	43.81	11	78.87
80~85	176.43	19	284.43	5	72.22
85+	268.99	15	341.69	6	175.59

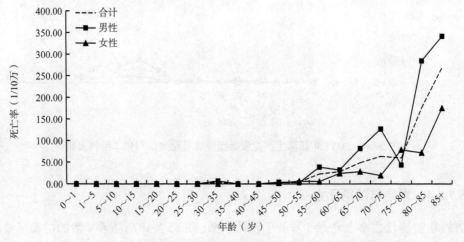

图 5-59 2015 年新疆生产建设兵团肿瘤登记地区胃癌年龄别死亡率

5.7.5 食管癌发病与死亡情况

食管（C15）

5.7.5.1 食管癌发病率

2015 年新疆生产建设兵团肿瘤登记地区食管癌新发病例共 83 例，其中男性 55 例，女性 28 例，男女性发病数比例为 1.96：1。食管癌粗发病率为 11.76/10 万，其中男性粗发病率为 15.60/10 万，中标率与世标率分别为 11.67/10 万与 10.25/10 万，女性粗发病率为 7.92/10 万，中标率与世标率分别为 4.79/10 万与 4.16/10 万，且男性发病率高于女性。男、女性发病率均低于同期全国发病水平（表 5-59）。

5.7.5.2 食管癌死亡率

2015 年新疆生产建设兵团肿瘤登记地区食管癌死亡总数为 50 例，其中男性 33 例，女性 17 例。食管癌粗死亡率为 7.08/10 万，其中男性粗死亡率、中标率与世标率分别为 9.36/10 万、5.60/10 万与 4.93/10 万，女性粗死亡率、中标率与世标率分别为 4.81/10 万、2.71/10 万与 2.52/10 万，且男性死亡率高于女性。此外，男、女性食管癌死亡率均低于同期全国死亡水平（表 5-59）。

表 5-59　2015 年新疆生产建设兵团肿瘤登记地区食管癌发病与死亡情况

性别	例数	发病率（1/10 万）				例数	死亡率（1/10 万）			
		粗发病率	中标率	世标率	中国		粗死亡率	中标率	世标率	中国
男	55	15.60	11.67	10.25	16.50	33	9.36	5.60	4.93	12.66
女	28	7.92	4.79	4.16	10.25	17	4.81	2.71	2.52	4.17
合计	83	11.76	8.05	7.03	11.14	50	7.08	4.18	3.74	8.33

5.7.5.3 食管癌年龄别发病率

食管癌年龄别发病率在 0～55 岁处于较低水平，在 55 岁后随着年龄的增长呈波动上升趋势，在 85+岁年龄组达到高峰，89.66/10 万。男性年龄别发病率在 80～85 岁年龄组达到高峰，为 149.70/10 万，女性在 85+岁年龄组达到高峰，为 58.53/10 万（表 5-60，图 5-60）。

表 5-60　2015 年新疆生产建设兵团肿瘤登记地区食管癌年龄别发病情况

年龄组（岁）	合计（1/10 万）	男性		女性	
		发病人数	发病率（1/10 万）	发病人数	发病率（1/10 万）
0～1	0	0	0	0	0
1～5	0	0	0	0	0
5～10	0	0	0	0	0
10～15	0	0	0	0	0
15～20	0	0	0	0	0
20～25	0	0	0	0	0
25～30	0	0	0	0	0
30～35	0	0	0	0	0

年龄组（岁）	合计（1/10 万）	男性		女性	
		发病人数	发病率（1/10 万）	发病人数	发病率（1/10 万）
35～40	0	0	0	0	0
40～45	1.21	0	0	1	2.40
45～50	1.00	0	0	1	2.03
50～55	5.62	3	7.89	1	3.02
55～60	28.08	8	38.79	3	16.17
60～65	31.41	9	58.32	1	6.10
65～70	49.09	9	81.79	5	28.55
70～75	40.70	6	42.34	8	39.55
75～80	33.42	5	31.29	5	35.85
80～85	80.86	10	149.70	1	14.44
85+	89.66	5	113.90	2	58.53

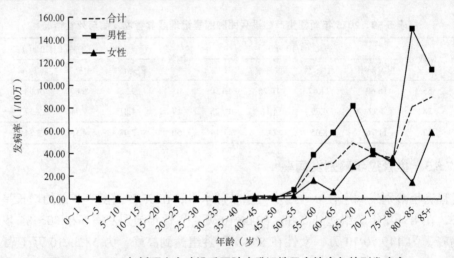

图 5-60　2015 年新疆生产建设兵团肿瘤登记地区食管癌年龄别发病率

5.7.5.4　食管癌年龄别死亡率

食管癌年龄别死亡率在 0～65 岁处于较低水平，在 65 岁以后随着年龄的增长呈波动上升趋势，在 85+岁年龄组达到高峰，为 153.71/10 万。男性年龄别死亡率在 80～85 岁年龄组达到高峰，为 164.67/10 万；女性年龄别死亡率在 85+岁年龄组达到高峰，为 146.33/10 万（表 5-61，图 5-61）。

表 5-61　2015 年新疆生产建设兵团肿瘤登记地区食管癌年龄别死亡情况

年龄组（岁）	合计（1/10 万）	男性		女性	
		死亡人数	死亡率（1/10 万）	死亡人数	死亡率（1/10 万）
0～1	0	0	0	0	0
1～5	0	0	0	0	0

续表

年龄组（岁）	合计（1/10万）	男性		女性	
		死亡人数	死亡率（1/10万）	死亡人数	死亡率（1/10万）
5~10	0	0	0	0	0
10~15	0	0	0	0	0
15~20	0	0	0	0	0
20~25	0	0	0	0	0
25~30	0	0	0	0	0
30~35	0	0	0	0	0
35~40	0	0	0	0	0
40~45	1.21	1	2.42	0	0
45~50	0	0	0	0	0
50~55	1.41	1	2.63	0	0
55~60	10.21	4	19.39	0	0
60~65	9.42	1	6.48	2	12.19
65~70	7.01	1	9.09	1	5.71
70~75	14.53	2	14.11	3	14.83
75~80	30.08	5	31.29	4	28.68
80~85	95.57	11	164.67	2	28.89
85+	153.71	7	159.45	5	146.33

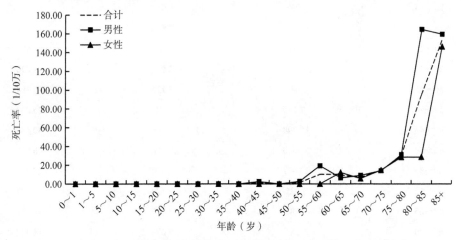

图 5-61 2015 年新疆生产建设兵团肿瘤登记地区食管癌年龄别死亡率

6 新疆生产建设兵团第七师肿瘤发病与死亡

6.1 基 本 情 况

6.1.1 新疆生产建设兵团第七师人口情况

2014～2015 年新疆生产建设兵团第七师总人口 311 209 人，其中男性 154 947 人，占总人口的 49.79%；女性 156 262 人，占总人口的 50.21%（表 6-1，图 6-1）。

表 6-1　2014～2015 年新疆生产建设兵团第七师两年总人口情况

年龄组（岁）	男性	女性	合计
0～1	308	239	547
1～5	2 051	1 931	3 982
5～10	4 762	4 671	9 433
10～15	7 093	6 648	13 741
15～20	10 149	9 522	19 671
20～25	10 419	10 486	20 905
25～30	8 677	8 993	17 670
30～35	8 049	8 735	16 784
35～40	12 175	13 084	25 259
40～45	19 798	20 651	40 449
45～50	20 640	20 332	40 972
50～55	13 697	12 045	25 742
55～60	9 025	8 698	17 723
60～65	6 785	7 632	14 417
65～70	6 281	8 078	14 359
70～75	5 848	6 394	12 242
75～80	4 717	4 334	9 051
80～85	2 468	2 333	4 801
85+	2 005	1 456	3 461
合计	154 947	156 262	311 209

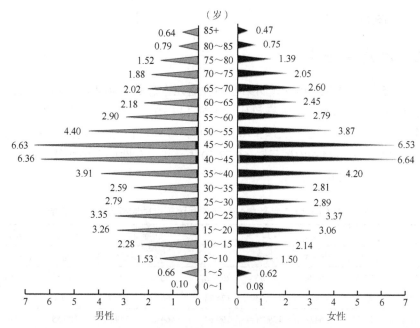

图 6-1 2014～2015 年新疆生产建设兵团第七师两年总人口金字塔

6.1.2 登记处情况

2014 年和 2015 年新疆生产建设兵团第七师肿瘤登记处主要收集了新疆生产建设兵团第七师医疗机构的肿瘤发病病例资料，并对数据进行了查重、核对，对仅有死亡医学证明的数据进行了补登等工作，最终形成了此次上报数据。

肿瘤死亡病例主要来自新疆生产建设兵团第七师疾病预防控制中心的死因登记数据，根据死因中肿瘤死亡患者的情况获得肿瘤患者的死亡时间；另外，本登记处已逐步开展肿瘤随访工作，将能够更加全面获取肿瘤患者的死亡时间。

肿瘤编码主要采用两套编码系统：一套以 ICD-10 编码系统进行编码，另一套采用 ICD-O-3 系统进行编码，对部位、形态学、组织学、行为学进行了编码。

对于诊断依据，本系统采用病理诊断系统的信息，凡是有病理诊断结果的均登记为病理诊断，对于没有病理诊断结果的采用医生病历信息，根据信息情况填写相应的诊断依据。

6.2 2014～2015 年肿瘤发病与死亡情况

6.2.1 肿瘤发病率

2014～2015 年新疆生产建设兵团第七师肿瘤新发病例共 705 例，其中男性 356 例，女性 349 例，性别比为 1.02∶1。肿瘤粗发病率为 226.54/10 万，其中男性粗发病率为 229.76/10 万，中标率与世标率分别为 169.53/10 万与 145.01/10 万；女性粗发病率为 223.34/10 万，中标率与世标率分别为 159.17/10 万与 133.93/10 万。此外，男、女性发病率均低于同期全国发病水平（表 6-2，图 6-2，图 6-3）。

6.2.2 肿瘤死亡率

2014～2015 年新疆生产建设兵团第七师肿瘤死亡总数为 464 例，其中男性 298 例，女性 166 例，性别比为 1.80∶1。肿瘤粗死亡率为 149.10/10 万，其中男性粗死亡率、中标率与世标率分别为 192.32/10 万、135.43/10 万与 117.46 /10 万；女性粗死亡率、中标率与世标率分别为 106.23/10 万、74.68/10 万与 65.77/10 万。男、女性死亡率均低于同期全国死亡水平（表 6-2，图 6-2，图 6-3）。

表 6-2　2014～2015 年新疆生产建设兵团第七师肿瘤发病与死亡情况

性别	例数	发病率（1/10 万）				例数	死亡率（1/10 万）			
		粗发病率	中标率	世标率	中国		粗死亡率	中标率	世标率	中国
男	356	229.76	169.63	145.01	209.00	298	192.32	135.43	117.46	139.06
女	349	223.34	159.17	133.93	174.24	166	106.23	74.68	65.77	76.06
合计	705	226.54	164.09	139.21	190.64	464	149.10	105.55	91.94	106.85

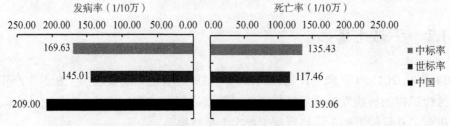

图 6-2　2014～2015 年全国肿瘤登记地区和第七师男性发病、死亡率

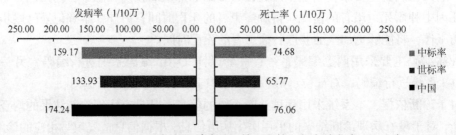

图 6-3　2014～2015 年全国肿瘤登记地区和第七师女性发病、死亡率

6.2.3 肿瘤发病与死亡前 10 位

2014～2015 年新疆生产建设兵团第七师肿瘤发病第 1 位的是气管、支气管、肺癌，发病率为 39.20/10 万，占全部新发病例的 17.30%，其次为乳腺癌，肝癌，结直肠、肛门癌，胃癌等。男性肿瘤发病率居前 10 位的依次是气管、支气管、肺癌，肝癌，胃癌，结直肠、肛门癌，食管癌，膀胱癌，肾及泌尿系统部位不明肿瘤，淋巴瘤和胰腺癌，口腔和咽喉癌。女性肿瘤发病第 1 位为乳腺癌，其次为气管、支气管、肺癌，结直肠、肛门癌，肝癌，胃癌，甲状腺癌，子宫体及子宫部位不明肿瘤，食管癌，子宫颈癌和卵巢癌（表 6-3，图 6-4～图 6-6）。

表 6-3 2014～2015 年新疆生产建设兵团第七师肿瘤发病率前 10 位

顺位	合计				男性				女性			
	部位及特定肿瘤	发病率(1/10万)	构成比(%)	中标率(1/10万)	部位及特定肿瘤	发病率(1/10万)	构成比(%)	中标率(1/10万)	部位及特定肿瘤	发病率(1/10万)	构成比(%)	中标率(1/10万)
1	气管、支气管、肺	39.20	17.30	26.65	气管、支气管、肺	47.76	20.22	32.93	乳房	67.19	30.09	49.61
2	乳房	35.35	15.60	25.96	肝脏	46.47	12.36	36.43	气管、支气管、肺	30.72	13.75	20.13
3	肝脏	31.81	14.04	23.77	胃	28.40	9.55	20.95	结直肠、肛门	22.40	10.03	16.30
4	结直肠、肛门	22.17	9.79	15.83	结直肠、肛门	21.94	8.15	15.57	肝脏	17.28	7.74	11.35
5	胃	19.92	8.79	14.58	食管	18.72	4.78	14.22	胃	11.52	5.16	7.83
6	食管	13.17	5.82	9.53	膀胱	10.97	4.49	8.04	甲状腺	8.96	4.01	7.05
7	膀胱	8.35	3.69	6.02	肾及泌尿系统部位不明	5.81	2.53	4.01	子宫体及子宫部位不明	8.32	3.72	5.95
8	甲状腺	6.43	2.84	3.98	淋巴瘤	5.81	1.97	4.02	食管	7.68	3.44	5.14
9	肾及泌尿系统部位不明	5.78	2.55	4.31	胰腺	4.52	1.97	2.80	子宫颈	7.68	3.44	5.52
10	淋巴瘤	4.82	2.13	3.34	口腔和咽喉	4.52	1.97	3.87	卵巢	6.40	2.87	4.86

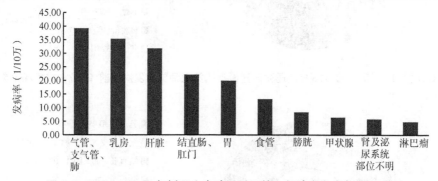

图 6-4 2014～2015 年新疆生产建设兵团第七师肿瘤发病率前 10 位

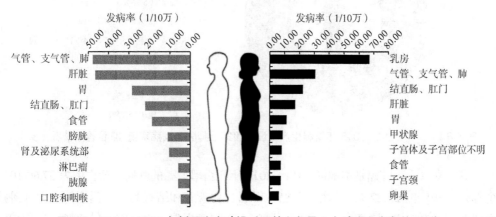

图 6-5 2014～2015 年新疆生产建设兵团第七师男、女肿瘤发病率前 10 位

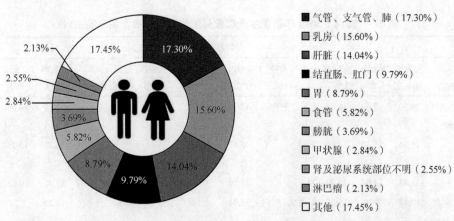

图 6-6（A） 2014～2015 年新疆生产建设兵团第七师肿瘤发病率前 10 位构成情况

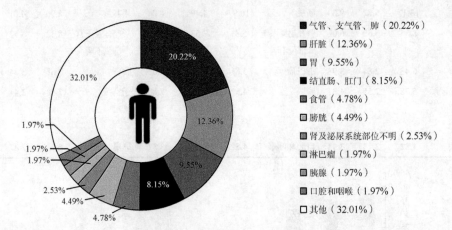

图 6-6（B） 2014～2015 年新疆生产建设兵团第七师肿瘤发病率前 10 位构成情况（男）

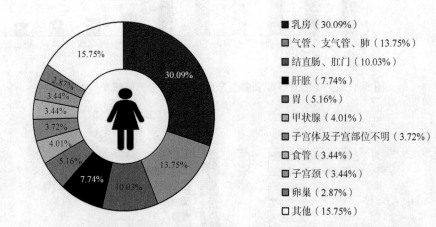

图 6-6（C） 2014～2015 年新疆生产建设兵团第七师肿瘤发病率前 10 位构成情况（女）

气管、支气管、肺癌是本地区 2014～2015 年死亡率最高的肿瘤，死亡率为 37.60/10 万，占全部死亡病例的 25.22%，其次是肝癌，胃癌，食管癌和结直肠、肛门癌等。男性肿瘤死亡率居前 10 位的依次是气管、支气管、肺癌，肝癌，胃癌，食管癌，结直肠、肛门癌，膀胱癌，脑、神经系统肿瘤，肾及泌尿系统部位不明肿瘤，胰腺癌及前列腺癌。女性肿瘤死亡率居第 1 位的是气管、支气管、肺癌，其次为肝癌，结直肠、肛门癌，胃癌，食管癌及乳腺癌等（表 6-4，图 6-7～图 6-9）。

表 6-4　2014～2015 年新疆生产建设兵团第七师肿瘤死亡率前 10 位

顺位	合计				男性				女性			
	部位及特定肿瘤	死亡率(1/10万)	构成比（%）	中标率(1/10万)	部位及特定肿瘤	死亡率(1/10万)	构成比（%）	中标率(1/10万)	部位及特定肿瘤	死亡率(1/10万)	构成比（%）	中标率(1/10万)
1	气管、支气管、肺	37.60	25.22	25.74	气管、支气管、肺	49.69	25.84	33.54	气管、支气管、肺	25.60	24.10	17.88
2	肝脏	31.49	21.12	23.29	肝脏	45.82	23.83	35.43	肝脏	17.92	16.27	11.52
3	胃	15.10	10.13	10.13	胃	23.23	12.08	15.52	结直肠、肛门	8.32	7.83	5.62
4	食管	10.93	7.33	7.96	食管	14.84	7.72	10.37	胃	7.04	6.63	4.36
5	结直肠、肛门	8.68	5.82	5.94	结直肠、肛门	9.04	4.70	11.87	食管	7.04	6.63	5.37
6	乳房	3.53	2.37	2.78	膀胱	5.16	2.68	3.34	乳房	7.04	6.63	5.60
7	膀胱	2.89	1.94	2.04	脑、神经系统	3.87	2.01	3.00	胆囊及其他	3.84	3.61	2.70
8	胆囊及其他	2.57	1.72	1.73	肾及泌尿系统部位不明	3.23	1.68	2.33	子宫颈	2.56	2.41	1.77
9	肾及泌尿系统部位不明	2.57	1.72	1.75	胰腺	2.58	1.34	1.76	子宫体及子宫部位不明	1.92	2.41	1.25
10	脑、神经系统	2.57	1.72	2.10	前列腺	1.94	1.01	1.04	肾及泌尿系统部位不明	1.92	1.81	1.15

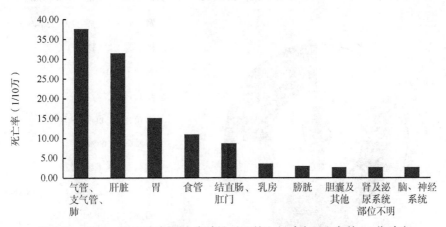

图 6-7　2014～2015 年新疆生产建设兵团第七师肿瘤死亡率前 10 位肿瘤

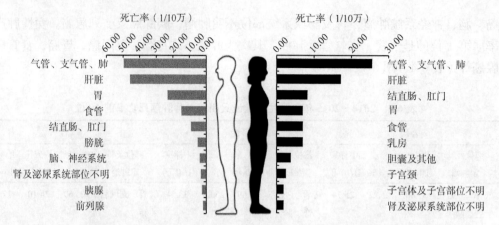

图 6-8　2014～2015 年新疆生产建设兵团第七师男、女肿瘤死亡率前 10 位

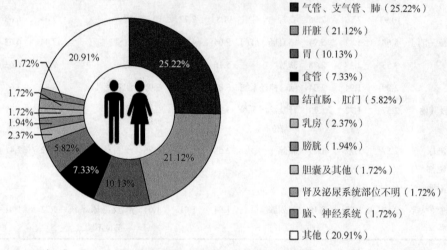

图 6-9（A）　2014～2015 年新疆生产建设兵团第七师肿瘤死亡率前 10 位构成情况

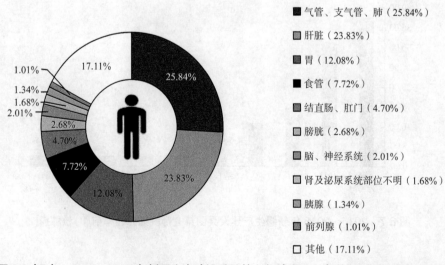

图 6-9（B）　2014～2015 年新疆生产建设兵团第七师肿瘤死亡率前 10 位构成情况（男）

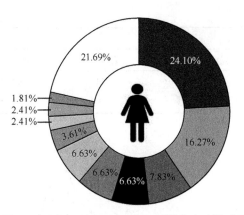

图6-9（C） 2014～2015年新疆生产建设兵团第七师肿瘤发病率前10位构成情况（女）

气管、支气管、肺（24.10%）
肝脏（16.27%）
结直肠、肛门（7.83%）
胃（6.63%）
食管（6.63%）
乳房（6.63%）
胆囊及其他（3.61%）
子宫颈（2.41%）
子宫体及子宫部位不明（2.41%）
肾及泌尿系统部位不明（1.81%）
其他（21.69%）

6.2.4 肿瘤年龄别发病率

肿瘤年龄别发病率在0～40岁处于较低水平，在40岁后随着年龄增长呈波动上升趋势，在75～80岁年龄组达到高峰，为1160.09/10万。男性年龄别发病率的变化趋势与合计发病率的变化趋势基本一致，在75～80岁年龄组达高峰，为1399.19/10万，女性年龄别发病率在70～75岁年龄组达到高峰，为907.10/10万（表6-5，图6-10）。

表6-5 2014～2015年新疆生产建设兵团第七师肿瘤年龄别发病情况

年龄组（岁）	合计（1/10万）	男性		女性	
		发病人数	发病率（1/10万）	发病人数	发病率（1/10万）
0～1	0	0	0	0	0
1～5	0	0	0	0	0
5～10	10.60	1	21.00	0	0
10～15	0	0	0	0	0
15～20	5.08	1	9.85	0	0
20～25	0	0	0	0	0
25～30	16.98	0	0	3	33.36
30～35	11.92	2	24.85	0	0
35～40	39.59	4	32.85	6	45.86
40～45	133.50	21	106.37	33	159.80
45～50	212.34	29	140.50	58	285.26
50～55	303.01	35	255.53	43	356.99
55～60	366.76	36	398.89	29	333.41
60～65	416.18	42	619.01	18	235.85
65～70	459.64	30	477.63	36	445.65
70～75	865.87	48	820.79	58	907.10
75～80	1160.09	66	1399.19	39	899.86

年龄组（岁）	合计（1/10 万）	男性		女性	
		发病人数	发病率（1/10 万）	发病人数	发病率（1/10 万）
80～85	1062.28	30	1215.55	21	900.13
85+	462.29	11	548.63	5	343.41

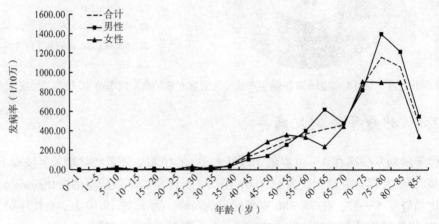

图 6-10　2014～2015 年新疆生产建设兵团第七师肿瘤年龄别发病率

6.2.5　肿瘤年龄别死亡率

肿瘤年龄别死亡率在 0～45 岁处于较低水平，在 45 岁之后随着年龄的增长呈波动上升趋势，在 75～80 岁年龄组达到高峰，为 1126.94/10 万。男性、女性年龄别死亡率变化趋势与合计死亡率变化趋势基本一致，均在 75～80 岁年龄组达到高峰，分别为 1483.99/10 万、738.35/10 万（表 6-6，图 6-11）。

表 6-6　2014～2015 年新疆生产建设兵团第七师肿瘤年龄别死亡情况

年龄组（岁）	合计（1/10 万）	男性		女性	
		死亡人数	死亡率（1/10 万）	死亡人数	死亡率（1/10 万）
0～1	0	0	0	0	0
1～5	0	0	0	0	0
5～10	10.60	1	21.00	0	0
10～15	14.55	1	14.10	1	15.04
15～20	0	0	0	0	0
20～25	4.78	0	0	1	9.54
25～30	5.66	1	11.52	0	0
30～35	5.96	1	12.42	0	0
35～40	27.71	4	32.85	3	22.93

续表

年龄组（岁）	合计（1/10万）	男性		女性	
		死亡人数	死亡率（1/10万）	死亡人数	死亡率（1/10万）
40～45	39.56	13	65.66	3	14.53
45～50	80.54	23	111.43	10	49.18
50～55	108.77	18	131.42	10	83.02
55～60	191.84	25	277.01	9	103.47
60～65	284.39	23	338.98	18	235.85
65～70	313.39	22	350.26	23	284.72
70～75	579.97	40	683.99	31	484.83
75～80	1126.94	70	1483.99	32	738.35
80～85	1041.45	34	1377.63	16	685.81
85+	895.69	22	1097.26	9	618.13

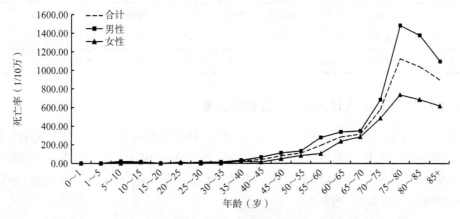

图 6-11　2014～2015 年新疆生产建设兵团第七师肿瘤年龄别死亡率

6.3　2014～2015 年肿瘤发病与死亡前 5 位情况

6.3.1　气管、支气管、肺癌发病与死亡情况

气管、支气管、肺（C33～C34）

6.3.1.1　气管、支气管、肺癌发病率

2014～2015 年新疆生产建设兵团第七师气管、支气管、肺癌新发病例共 122 例，其中男性 74 例，女性 48 例，性别比为 1.54：1。气管、支气管、肺癌粗发病率为 39.20/10 万，男性粗发病率为 47.46/10 万，中标率与世标率分别为 32.93/10 万与 28.20/10 万；女性

粗发病率为 30.72/10 万，中标率与世标率分别为 20.13/万与 17.77/10 万。男性发病率明显高于女性，男性、女性发病率均低于同期全国气管、支气管、肺癌发病水平（表 6-7）。

6.3.1.2 气管、支气管、肺癌死亡率

2014～2015 年新疆生产建设兵团第七师气管、支气管、肺癌死亡总数为 117 例，其中男性 77 例，女性 40 例。气管、支气管、肺癌粗死亡率为 37.60/10 万，男性粗死亡率、中标率与世标率分别为 49.69/10 万、33.54/10 万与 29.04/10 万；女性粗死亡率、中标率与世标率分别为 25.60/10 万、17.87/10 万与 17.77/10 万。男性死亡率明显高于女性，男性死亡率低于同期全国气管、支气管、肺癌死亡水平，女性死亡率略高于同期全国气管、支气管、肺癌死亡水平（表 6-7）。

表 6-7 2014～2015 年新疆生产建设兵团第七师气管、支气管、肺癌发病与死亡情况

性别	例数	发病率（1/10 万）				例数	死亡率（1/10 万）			
		粗发病率	中标率	世标率	中国		粗死亡率	中标率	世标率	中国
男	74	47.46	32.93	28.20	49.31	77	49.69	33.54	29.04	40.23
女	48	30.72	20.13	17.77	23.83	40	25.60	17.87	17.77	16.95
合计	122	39.20	26.65	23.07	36.34	117	37.60	25.74	23.07	28.33

6.3.1.3 气管、支气管、肺癌年龄别发病率

气管、支气管、肺癌年龄别发病率在 0～45 岁处于较低水平，在 45 岁后随着年龄增长呈波动上升趋势，在 75～80 岁年龄组达到高峰，为 320.41/10 万。女性年龄别发病率在 80～85 岁年龄组达到高峰，为 342.91/10 万；男性年龄别发病率在 75～80 岁年龄组达到高峰，为 466.40/10 万（表 6-8，图 6-12）。

表 6-8 2014～2015 年新疆生产建设兵团第七师气管、支气管、肺癌年龄别发病情况

年龄组（岁）	合计（1/10 万）	男性		女性	
		发病人数	发病率（1/10 万）	发病人数	发病率（1/10 万）
0～1	0	0	0	0	0
1～5	0	0	0	0	0
5～10	0	0	0	0	0
10～15	0	0	0	0	0
15～20	0	0	0	0	0
20～25	0	0	0	0	0
25～30	0	0	0	0	0
30～35	0	0	0	0	0
35～40	0	0	0	0	0

续表

年龄组（岁）	合计（1/10万）	男性		女性	
		发病人数	发病率（1/10万）	发病人数	发病率（1/10万）
40~45	0	0	0	0	0
45~50	24.41	6	29.07	4	19.67
50~55	31.08	5	36.50	3	24.91
55~60	45.14	8	88.64	0	0
60~65	48.55	3	44.22	4	52.41
65~70	90.54	7	111.45	6	74.28
70~75	245.06	15	256.50	15	234.59
75~80	320.41	22	466.40	7	161.51
80~85	291.61	6	243.11	8	342.91
85+	86.68	2	99.75	1	68.68

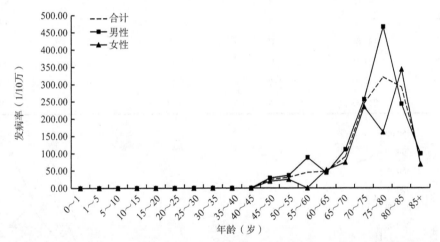

图 6-12　2014~2015 年新疆生产建设兵团第七师气管、支气管、肺癌年龄别发病率

6.3.1.4　肺癌年龄别死亡率

肺癌年龄别死亡率在 0~50 岁处于较低水平，在 50 岁以后随着年龄的增长呈波动上升趋势，在 85+岁年龄组达到高峰，为 317.83/10 万。男性年龄别死亡率变化趋势与合计死亡率变化趋势基本一致，在 85+岁年龄组达到高峰，为 399.00/10 万。女性年龄别死亡率在 80~85 岁年龄组达到高峰，为 257.18/10 万（表 6-9，图 6-13）。

表 6-9　2014~2015 年新疆生产建设兵团第七师气管、支气管、肺癌年龄别死亡情况

年龄组（岁）	合计（1/10万）	男性		女性	
		死亡人数	死亡率（1/10万）	死亡人数	死亡率（1/10万）
0~1	0	0	0	0	0
1~5	0	0	0	0	0
5~10	0	0	0	0	0

续表

年龄组（岁）	合计（1/10万）	男性		女性	
		死亡人数	死亡率（1/10万）	死亡人数	死亡率（1/10万）
10～15	0	0	0	0	0
15～20	0	0	0	0	0
20～25	0	0	0	0	0
25～30	0	0	0	0	0
30～35	0	0	0	0	0
35～40	3.96	1	8.21	0	0
40～45	2.47	1	5.05	0	0
45～50	17.08	7	33.91	0	0
50～55	23.31	3	21.90	3	24.91
55～60	39.50	6	66.48	1	11.50
60～65	76.30	4	58.95	7	91.72
65～70	76.61	7	111.45	4	49.52
70～75	187.88	15	256.50	8	125.12
75～80	287.26	18	381.60	8	184.59
80～85	270.78	7	283.63	6	257.18
85+	317.83	8	399.00	3	206.04

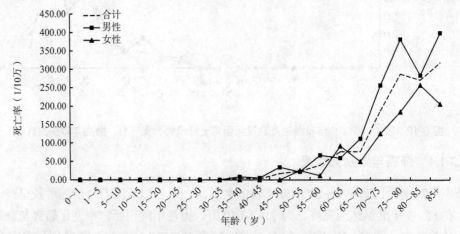

图 6-13　2014～2015 年新疆生产建设兵团第七师气管、支气管、肺癌年龄别死亡率

6.3.2　乳腺癌发病与死亡情况

乳房（C50）

6.3.2.1　乳腺癌发病率

2014～2015 年新疆生产建设兵团第七师乳腺癌新发病例共 110 例，其中男性 5 例，女性 105 例。乳腺癌粗发病率为 35.35/10 万，男性粗发病率为 3.23/10 万，中标率与世

标率分别为 2.68/10 万与 2.15 /10 万；女性乳腺癌粗发病率为 67.19/10 万，中标率与世标率分别为 49.61/10 万与 40.15/10 万，且女性乳腺癌发病率高于同期全国发病水平（表 6-10）。

6.3.2.2 乳腺癌死亡率

2014～2015 年新疆生产建设兵团第七师乳腺癌死亡总数为 11 例，其中男性 0 例，女性 11 例。女性乳腺癌粗死亡率、中标率与世标率分别为 7.04/10 万、5.60/10 万与 4.64/10 万，且乳腺癌死亡率低于同期全国死亡水平（表 6-10）。

表 6-10　2014～2015 年新疆生产建设兵团第七师乳腺癌发病与死亡情况

性别	例数	发病率（1/10 万）				例数	死亡率（1/10 万）			
		粗发病率	中标率	世标率	中国		粗死亡率	中标率	世标率	中国
男	5	3.23	2.68	2.15	—	0	0	0	0	—
女	105	67.19	49.61	40.15	31.54	11	7.04	5.60	4.64	6.67
合计	110	35.35	25.95	20.99	31.54	11	3.53	2.78	2.29	6.67

6.3.2.3 乳腺癌年龄别发病率

乳腺癌年龄别发病率总体呈波动变化，在 45～50 岁年龄段达到高峰，为 80.54/10 万。女性年龄别发病率在 45～50 岁年龄段达到高峰，为 162.31/10 万；而男性一直处于较低水平，在 60～65 岁年龄段达到高峰，为 29.48/10 万（表 6-11，图 6-14）。

表 6-11　2014～2015 年新疆生产建设兵团第七师乳腺癌年龄别发病情况

年龄组（岁）	合计（1/10 万）	男性		女性	
		发病人数	发病率（1/10 万）	发病人数	发病率（1/10 万）
0～1	0	0	0	0	0
1～5	0	0	0	0	0
5～10	0	0	0	0	0
10～15	0	0	0	0	0
15～20	0	0	0	0	0
20～25	0	0	0	0	0
25～30	5.66	0	0	1	11.12
30～35	0	0	0	0	0
35～40	11.88	0	0	3	22.93
40～45	49.44	2	10.10	18	87.16
45～50	80.54	0	0	33	162.31
50～55	77.69	1	7.30	19	157.74
55～60	67.71	0	0	12	137.96
60～65	34.68	2	29.48	3	39.31
65～70	41.79	0	0	6	74.28

续表

年龄组（岁）	合计（1/10 万）	男性		女性	
		发病人数	发病率（1/10 万）	发病人数	发病率（1/10 万）
70~75	40.84	0	0	5	78.20
75~80	33.15	0	0	3	69.22
80~85	0	0	0	0	0
85+	57.79	0	0	2	137.36

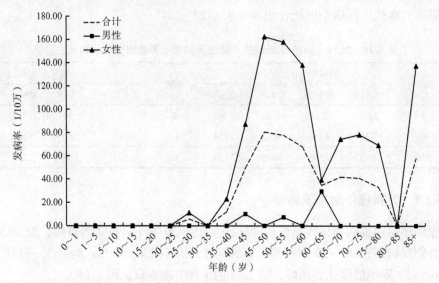

图 6-14 2014~2015 年新疆生产建设兵团第七师乳腺癌年龄别发病率

6.3.2.4 乳腺癌年龄别死亡率

乳腺癌年龄别死亡率在 0~50 岁处于较低水平，在 50~55 岁年龄组达到高峰，为 33.21/10 万（表 6-12，图 6-15）。

表 6-12 2014~2015 年新疆生产建设兵团第七师女性乳腺癌年龄别死亡情况

年龄组（岁）	死亡人数	死亡率（1/10 万）
0~1	0	0
1~5	0	0
5~10	0	0
10~15	0	0
15~20	0	0
20~25	0	0
25~30	0	0
30~35	0	0
35~40	1	7.64
40~45	2	9.68
45~50	1	4.92

续表

年龄组（岁）	死亡人数	死亡率（1/10 万）
50～55	4	33.21
55～60	1	11.50
60～65	1	13.10
65～70	0	0
70～75	1	15.64
75～80	0	0
80～85	0	0
85+	0	0

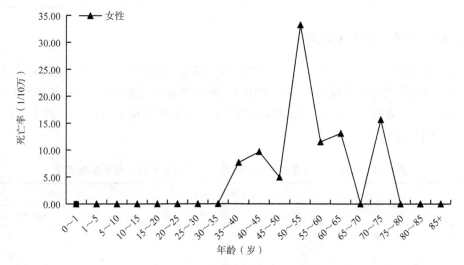

图 6-15　2014～2015 年新疆生产建设兵团第七师女性乳腺癌年龄别死亡率

6.3.3　肝癌发病与死亡情况

肝脏（C22）

6.3.3.1　肝癌发病率

2014～2015 年新疆生产建设兵团第七师肝癌新发病例共 99 例，其中男性 72 例，女性 27 例，性别比为 2.67∶1。肝癌粗发病率为 31.81/10 万，男性粗发病率为 46.47/10 万，中标率与世标率分别为 36.43/10 万 30.05/10 万；女性粗发病率为 17.28/10 万，中标率与世标率分别为 11.35/10 万与 10.26/10 万。男性发病率明显高于女性，男、女性发病率均高于同期全国发病水平（表 6-13）。

6.3.3.2　肝癌死亡率

2014～2015 年新疆生产建设兵团第七师肝癌死亡总数为 98 例，其中男性 71 例，女性

27 例。肝癌粗死亡率为 31.49/10 万，男性粗死亡率、中标率与世标率分别为 45.82/10 万、35.43/10 万与 29.78/10 万；女性粗死亡率、中标率与世标率分别为 17.28/10 万、11.09/10 万与 9.59/10 万。男性死亡率明显高于女性，男、女性死亡率均高于同期全国死亡水平（表 6-13）。

表 6-13　2014～2015 年新疆生产建设兵团第七师肝癌发病与死亡情况

性别	例数	发病率（1/10 万）				例数	死亡率（1/10 万）			
		粗发病率	中标率	世标率	中国		粗死亡率	中标率	世标率	中国
男	72	46.47	36.43	30.05	27.00	71	45.82	35.43	29.78	23.32
女	27	17.28	11.35	10.26	8.79	27	17.28	11.09	9.59	7.56
合计	99	31.81	23.77	20.07	17.89	98	31.49	23.29	19.72	15.53

6.3.3.3　肝癌年龄别发病率

肝癌年龄别发病率在 0～40 岁处于较低水平, 40 岁后随着年龄的增长呈波动上升趋势，在 75～80 岁年龄组达到高峰，为 143.63/10 万。男性年龄别发病率在 60～65 岁年龄段达到高峰，为 206.34/10 万；女性年龄别发病率在 75～80 岁年龄组达到高峰，为 138.44/10 万（表 6-14，图 6-16）。

表 6-14　2014～2015 年新疆生产建设兵团第七师肝癌年龄别发病情况

年龄组（岁）	合计（1/10 万）	男性		女性	
		发病人数	发病率（1/10 万）	发病人数	发病率（1/10 万）
0～1	0	0	0	0	0
1～5	0	0	0	0	0
5～10	0	0	0	0	0
10～15	0	0	0	0	0
15～20	0	0	0	0	0
20～25	0	0	0	0	0
25～30	5.66	0	0	1	11.12
30～35	0	0	0	0	0
35～40	3.96	1	8.21	0	0
40～45	19.78	8	40.41	0	0
45～50	26.85	9	43.60	2	9.84
50～55	42.73	9	65.71	2	16.60
55～60	56.42	10	110.80	0	0
60～65	97.11	14	206.34	0	0
65～70	83.57	5	79.61	7	86.66
70～75	98.02	6	102.60	6	93.84
75～80	143.63	7	148.40	6	138.44

年龄组（岁）	合计（1/10万）	男性		女性	
		发病人数	发病率（1/10万）	发病人数	发病率（1/10万）
80~85	104.14	2	81.04	3	128.59
85+	28.89	1	49.88	0	0

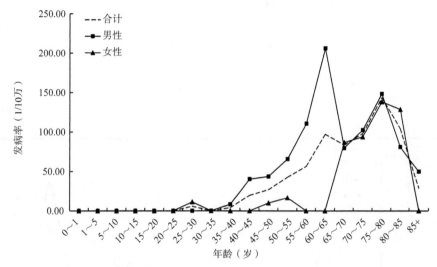

图 6-16　2014~2015 年新疆生产建设兵团第七师肝癌年龄别发病率

6.3.3.4　肝癌年龄别死亡率

肝癌年龄别死亡率在 0~45 岁处于较低水平，在 45 岁之后随着年龄的增长呈波动上升趋势，在 75~80 岁年龄组时达到高峰，为 220.97/10 万。男性年龄别死亡率在 75~80 岁年龄组达到高峰，为 318.00/10 万，而女性年龄别发病率在 80~85 岁年龄组达到高峰，为 171.45/10 万（表 6-15，图 6-17）。

表 6-15　2014~2015 年新疆生产建设兵团第七师肝癌年龄别死亡情况

年龄组（岁）	合计（1/10万）	男性		女性	
		死亡人数	死亡率（1/10万）	死亡人数	死亡率（1/10万）
0~1	0	0	0	0	0
1~5	0	0	0	0	0
5~10	0	0	0	0	0
10~15	7.28	1	14.10	0	0
15~20	0	0	0	0	0
20~25	0	0	0	0	0
25~30	0	0	0	0	0
30~35	0	0	0	0	0
35~40	3.96	1	8.21	0	0
40~45	12.36	5	25.26	0	0

年龄组（岁）	合计（1/10 万）	男性		女性	
		死亡人数	死亡率（1/10 万）	死亡人数	死亡率（1/10 万）
45～50	26.85	5	24.22	6	29.51
50～55	27.19	5	36.50	2	16.60
55～60	78.99	14	155.12	0	0
60～65	62.43	8	117.91	1	13.10
65～70	55.71	4	63.68	4	49.52
70～75	114.36	8	136.80	6	93.84
75～80	220.97	15	318.00	5	115.37
80～85	145.80	3	121.56	4	171.45
85+	57.79	2	99.75	0	0

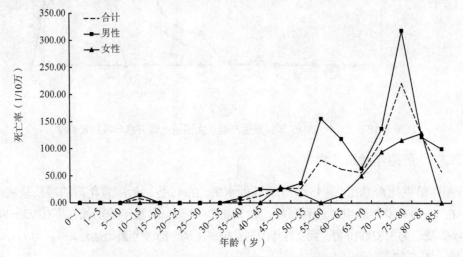

图 6-17　2014～2015 年新疆生产建设兵团第七师肝癌年龄别死亡率

6.3.4　结直肠癌发病与死亡情况

结直肠、肛门（C18～C21）

6.3.4.1　结直肠、肛门癌发病率

2014～2015 年新疆生产建设兵团第七师结直肠、肛门癌新发病例共 69 例，其中男性 34 例，女性 35 例，性别比为 0.87∶1。结直肠、肛门癌粗发病率为 22.17/10 万，男性粗发病率为 21.94/10 万，中标率与世标率分别为 15.57/10 万与 13.01/10 万；女性粗发病率为 22.40/10 万，中标率与世标率分别为 16.30/10 万与 13.73/10 万，且女性发病率略高于男性。此外，男性发病率低于同期全国发病水平，女性发病率高于同期全国发病水平（表 6-16）。

6.3.4.2 结直肠、肛门癌死亡率

2014～2015 年新疆生产建设兵团第七师结直肠、肛门癌死亡总数为 27 例，其中男性 14 例，女性 13 例。结直肠、肛门癌粗死亡率为 8.68/10 万，男性粗死亡率、中标率与世标率分别为 9.04/10 万、6.14/10 万与 5.23/10 万，女性粗死亡率、中标率与世标率分别为 8.32/10 万、5.62/10 万与 5.03/10 万，且男性死亡率略高于女性死亡率。此外，男、女性死亡率均低于同期全国死亡水平（表 6-16）。

表 6-16　2014～2015 年新疆生产建设兵团第七师结直肠、肛门癌发病与死亡情况

性别	例数	发病率（1/10 万）				例数	死亡率（1/10 万）			
		粗发病率	中标率	世标率	中国		粗死亡率	中标率	世标率	中国
男	34	21.94	15.57	13.01	21.15	14	9.04	6.14	5.23	9.87
女	35	22.40	16.30	13.73	14.73	13	8.32	5.62	5.03	6.45
合计	69	22.17	15.83	13.28	17.89	27	8.68	5.94	5.18	8.11

6.3.4.3 结直肠、肛门癌年龄别发病率

结直肠、肛门癌年龄别发病率总体呈波动变化，在 75～80 岁年龄组达到高峰，为 176.78/10 万。男性年龄别发病率变化趋势与合计发病率基本一致，在 75～80 岁年龄组达到高峰，为 212.00/10 万；而女性在 75～80 岁年龄组达到高峰，为 138.44/10 万（表 6-17，图 6-18）。

表 6-17　2014～2015 年新疆生产建设兵团第七师结直肠、肛门癌年龄别发病情况

年龄组（岁）	合计（1/10 万）	男性		女性	
		发病人数	发病率（1/10 万）	发病人数	发病率（1/10 万）
0～1	0	0	0	0	0
1～5	0	0	0	0	0
5～10	0	0	0	0	0
10～15	0	0	0	0	0
15～20	0	0	0	0	0
20～25	0	0	0	0	0
25～30	0	0	0	0	0
30～35	0	0	0	0	0
35～40	7.92	0	0	2	15.29
40～45	12.36	4	20.20	1	4.84
45～50	24.41	5	24.22	5	24.59
50～55	19.42	2	14.60	3	24.91
55～60	16.93	0	0	3	34.49
60～65	76.30	8	117.91	3	39.31
65～70	20.89	1	15.92	2	24.76

续表

年龄组（岁）	合计（1/10万）	男性		女性	
		发病人数	发病率（1/10万）	发病人数	发病率（1/10万）
70～75	98.02	5	85.50	7	109.48
75～80	176.78	10	212.00	6	138.44
80～85	104.14	2	81.04	3	128.59
85+	28.89	0	0	1	68.68

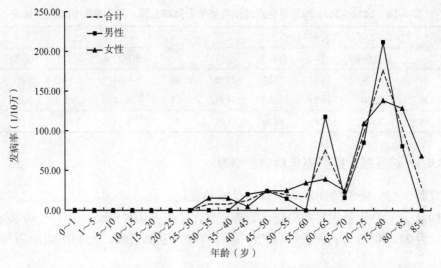

图 6-18　2014～2015 年新疆生产建设兵团第七师结直肠、肛门癌年龄别发病率

6.3.4.4　结直肠癌年龄别死亡率

结直肠癌年龄别死亡率在 0～60 岁处于较低水平，在 60 岁以后随着年龄的增长呈波动上升趋势，在 85+岁年龄组达到高峰，为 115.57/10 万。男性年龄别死亡率在 75～80 岁年龄组达到高峰，为 106.00/10 万，女性年龄别死亡率在 85+岁年龄组达到高峰，为 137.36/10 万（表 6-18，图 6-19）。

表 6-18　2014～2015 年新疆生产建设兵团第七师结直肠、肛门癌年龄别死亡情况

年龄组（岁）	合计（1/10万）	男性		女性	
		死亡人数	死亡率（1/10万）	死亡人数	死亡率（1/10万）
0～1	0	0	0	0	0
1～5	0	0	0	0	0
5～10	0	0	0	0	0
10～15	0	0	0	0	0
15～20	0	0	0	0	0
20～25	0	0	0	0	0
25～30	0	0	0	0	0
30～35	0	0	0	0	0

续表

年龄组（岁）	合计（1/10万）	男性		女性	
		死亡人数	死亡率（1/10万）	死亡人数	死亡率（1/10万）
35～40	0	0	0	0	0
40～45	2.47	1	5.05	0	0
45～50	0	0	0	0	0
50～55	0	0	0	0	0
55～60	11.28	1	11.08	1	11.50
60～65	20.81	2	29.48	1	13.10
65～70	13.93	0	0	2	24.76
70～75	40.84	1	17.10	4	62.56
75～80	77.34	5	106.00	2	46.15
80～85	62.49	2	81.04	1	42.86
85+	115.57	2	99.75	2	137.36

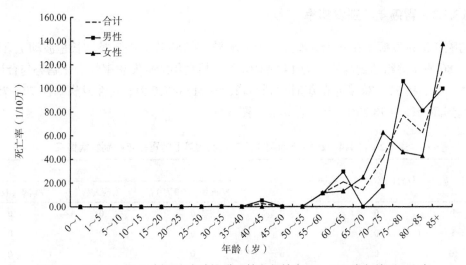

图 6-19 2014～2015 新疆生产建设兵团第七师结直肠、肛门癌年龄别死亡率

6.3.5 胃癌发病与死亡情况

胃（C16）

6.3.5.1 胃癌发病率

2014～2015 年新疆生产建设兵团第七师胃癌新发病例共 62 例，其中男性 44 例，女性 18 例，性别比为 2.44：1。胃癌粗发病率为 19.92/10 万，男性粗发病率为 28.40/10 万，中标率与世标率分别为 20.95/10 万与 17.86/10 万；女性粗发病率为 11.52/10 万，中标率与世标率分别为 7.83/10 万与 6.66/10 万，且男性发病率高于女性。此外，男、女性发病率均低于同期全国发病水平（表 6-19）。

6.3.5.2 胃癌死亡率

2014～2015年新疆生产建设兵团第七师胃癌死亡总数为47例，其中男性36例，女性11例。胃癌粗死亡率为15.10/10万，男性粗死亡率、中标率与世标率分别为23.23/10万、15.52/10万与13.44/10万；女性粗死亡率、中标率与世标率分别为7.01/10万、4.75/10万与4.19/10万，且男性死亡率高于女性。此外，男、女性死亡率均低于同期全国死亡水平（表6-19）。

表6-19 2014～2015年新疆生产建设兵团第七师胃癌发病与死亡情况

性别	例数	发病率（1/10万）				例数	死亡率（1/10万）			
		粗发病率	中标率	世标率	中国		粗死亡率	中标率	世标率	中国
男	44	28.40	20.95	17.86	23.28	36	23.23	15.52	13.44	23.32
女	18	11.52	7.83	6.66	11.32	11	7.01	4.75	4.19	7.56
合计	62	19.92	14.58	12.44	19.15	47	15.10	10.26	8.96	15.53

6.3.5.3 胃癌年龄别发病率

胃癌年龄别发病率在0～50岁处于较低水平，在50岁后随年龄增长呈波动上升趋势，在75～80岁年龄组达到高峰，为143.63/10万。男性年龄别发病率的变化趋势与合计发病率基本一致，在75～80岁年龄组时达到高峰，为212.00/10万；女性发病率在70～75岁年龄组达到高峰，为78.20/10万（表6-20，图6-20）。

表6-20 2014～2015年新疆生产建设兵团第七师胃癌年龄别发病情况

年龄组（岁）	合计（1/10万）	男性		女性	
		发病人数	发病率（1/10万）	发病人数	发病率（1/10万）
0～1	0	0	0	0	0
1～5	0	0	0	0	0
5～10	0	0	0	0	0
10～15	0	0	0	0	0
15～20	0	0	0	0	0
20～25	0	0	0	0	0
25～30	0	0	0	0	0
30～35	0	0	0	0	0
35～40	3.96	1	8.21	0	0
40～45	9.89	1	5.05	3	14.53
45～50	0	0	0	0	0
50～55	38.85	9	65.71	1	8.30
55～60	39.50	6	66.48	1	11.50
60～65	34.68	4	58.95	1	13.10
65～70	41.79	2	31.84	4	49.52

续表

年龄组（岁）	合计（1/10万）	男性		女性	
		发病人数	发病率（1/10万）	发病人数	发病率（1/10万）
70～75	89.85	6	102.60	5	78.20
75～80	143.63	10	212.00	3	69.22
80～85	83.32	4	162.07	0	0
85+	28.89	1	49.88	0	0

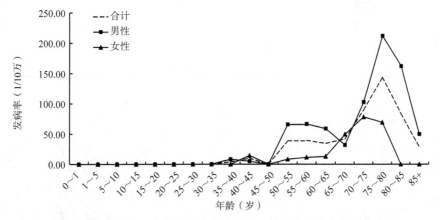

图 6-20　2014～2015 年新疆生产建设兵团第七师胃癌年龄别发病率

6.3.5.4　胃癌年龄别死亡率

胃癌年龄别死亡率在 0～60 岁处于较低水平，在 60 岁以后随着年龄的增长呈波动上升趋势，在 75～80 岁年龄组达到高峰，为 154.68/10 万。女性年龄别死亡率在 85+岁年龄组达到高峰，为 137.36/10 万；男性年龄别死亡率在 75～80 岁年龄组达到高峰，为 212.00/10 万（表 6-21，图 6-21）。

表 6-21　2014～2015 年新疆生产建设兵团第七师胃癌年龄别死亡情况

年龄组（岁）	合计（1/10万）	男性		女性	
		死亡人数	死亡率（1/10万）	死亡人数	死亡率（1/10万）
0～1	0	0	0	0	0
1～5	0	0	0	0	0
5～10	0	0	0	0	0
10～15	0	0	0	0	0
15～20	0	0	0	0	0
20～25	0	0	0	0	0
25～30	0	0	0	0	0
30～35	0	0	0	0	0
35～40	0	0	0	0	0
40～45	0	0	0	0	0
45～50	9.76	3	14.53	1	4.92

续表

年龄组（岁）	合计（1/10 万）	男性		女性	
		死亡人数	死亡率（1/10 万）	死亡人数	死亡率（1/10 万）
50~55	7.77	2	14.60	0	0
55~60	11.28	2	22.16	0	0
60~65	34.68	3	44.22	2	26.21
65~70	20.89	2	31.84	0	0
70~75	65.35	7	119.70	1	15.64
75~80	154.68	10	212.00	4	92.29
80~85	83.32	4	162.07	0	0
85+	144.47	3	149.63	2	137.36

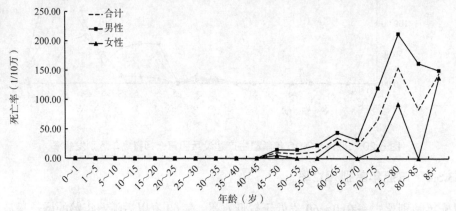

图 6-21　2014~2015 年新疆生产建设兵团第七师胃癌年龄别死亡率

6.4　2014 年肿瘤发病与死亡情况

6.4.1　肿瘤发病率

2014 年新疆生产建设兵团第七师肿瘤新发病例共 354 例，其中男性 181 例，女性 173 例，性别比为 1.05∶1。肿瘤粗发病率为 200.77/10 万，其中男性粗发病率为 204.35/10 万，中标率与世标率分别为 145.91/10 万与 126.09/10 万；女性粗发病率为 197.15/10 万，中标率与世标率分别为 139.50/10 万与 118.06/10 万。此外，男、女性发病率均低于同期全国发病水平（表 6-22，图 6-22，图 6-23）。

6.4.2　肿瘤死亡率

2014 年新疆生产建设兵团第七师肿瘤死亡总数为 240 例，其中男性 160 例，女性 80 例，性别比为 2∶1。肿瘤粗死亡率为 136.11/10 万，其中男性粗死亡率、中标率与世标率分别为 180.64/10 万、125.93/10 万与 108.01/10 万；女性粗死亡率、中标率与世标率分别为 91.17/10 万、61.50/10 万与 55.26/10 万。男、女性死亡率均低于同期全国死亡水平（表 6-22，图 6-22，图 6-23）。

表 6-22 　2014 年新疆生产建设兵团第七师肿瘤登记地区肿瘤发病与死亡情况

性别	例数	发病率（1/10 万）				例数	死亡率（1/10 万）			
		粗发病率	中标率	世标率	中国		粗死亡率	中标率	世标率	中国
男	181	204.35	145.91	126.09	209.00	160	180.64	125.93	108.01	139.06
女	173	197.15	139.50	118.06	174.24	80	91.17	61.50	55.26	76.06
合计	354	200.77	142.25	121.73	190.24	240	136.11	94.11	82.02	106.85

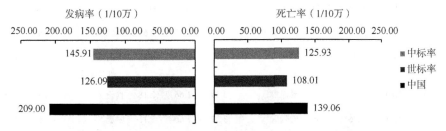

图 6-22 　2014 年新疆生产建设兵团第七师肿瘤登记地区男性肿瘤发病、死亡率

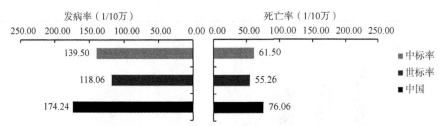

图 6-23 　2014 年新疆生产建设兵团第七师肿瘤登记地区女性肿瘤发病、死亡率

6.4.3　前 10 位发病和死亡肿瘤

2014 年新疆生产建设兵团第七师恶性肿瘤发病第 1 位的是气管、支气管、肺癌，发病率为 38.57/10 万，占全部新发病例的 19.21%，其次为乳腺癌，肝癌，结直肠、肛门癌和胃癌等。男性肿瘤发病率居前 10 位的依次是气管、支气管、肺癌，肝癌，胃癌，结直肠、肛门癌，食管癌，口腔和咽喉癌，膀胱癌，淋巴瘤，前列腺癌和乳腺癌。女性肿瘤发病率居第 1 位的为乳腺癌，其次为气管、支气管、肺癌，肝癌，结直肠、肛门癌，胃癌，甲状腺癌，子宫体及子宫部位不明肿瘤，食管癌，膀胱癌和卵巢癌（表 6-23，图 6-24～图 6-26）。

表 6-23 　2014 年新疆生产建设兵团第七师肿瘤发病前 10 位

顺位	合计				男性				女性			
	部位及特定肿瘤	发病率（1/10 万）	构成比（%）	中标率（1/10 万）	部位及特定肿瘤	发病率（1/10 万）	构成比（%）	中标率（1/10 万）	部位及特定肿瘤	发病率（1/10 万）	构成比（%）	中标率（1/10 万）
1	气管、支气管、肺	38.57	19.21	25.06	气管、支气管、肺	46.29	22.65	30.68	乳房	63.82	32.37	48.24
2	乳房	32.89	16.38	24.61	肝脏	42.90	20.99	32.50	气管、支气管、肺	30.77	15.61	19.33

续表

顺位	合计				男性				女性			
	部位及特定肿瘤	发病率(1/10 万)	构成比（%）	中标率(1/10 万)	部位及特定肿瘤	发病率(1/10 万)	构成比（%）	中标率(1/10 万)	部位及特定肿瘤	发病率(1/10 万)	构成比（%）	中标率(1/10 万)
3	肝脏	31.19	15.54	22.84	胃	25.97	12.71	19.30	肝脏	19.37	9.83	13.15
4	结直肠、肛门	20.42	10.17	13.53	结直肠、肛门	24.84	12.15	16.64	结直肠、肛门	15.95	8.09	10.50
5	胃	19.28	9.60	14.20	食管	16.93	8.29	11.84	胃	12.54	6.36	8.76
6	食管	11.34	5.65	7.58	口腔和咽喉	7.90	3.31	6.65	甲状腺	7.98	4.05	6.80
7	膀胱	5.67	2.82	3.52	膀胱	6.77	2.76	4.17	子宫体及子宫部位不明	7.98	4.05	6.05
8	口腔和咽喉	5.10	2.54	4.17	淋巴瘤	3.39	1.66	2.18	食管	5.70	2.89	3.57
9	甲状腺	4.54	2.26	3.66	前列腺	3.39	1.66	2.11	膀胱	4.56	2.31	3.18
10	子宫体及子宫部位不明	3.97	1.98	2.97	乳房	2.26	1.10	1.90	卵巢	4.56	2.31	3.68

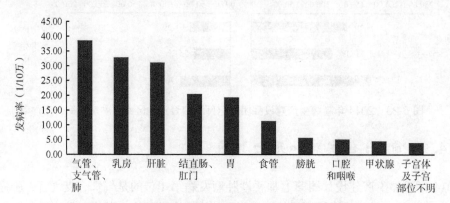

图 6-24 2014 年新疆生产建设兵团第七师肿瘤发病率前 10 位

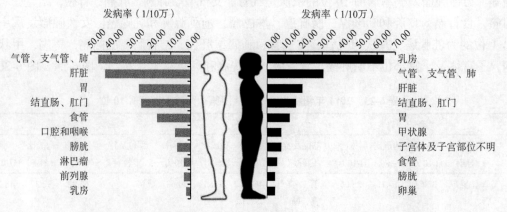

图 6-25 2014 年新疆生产建设兵团第七师男、女肿瘤发病率前 10 位

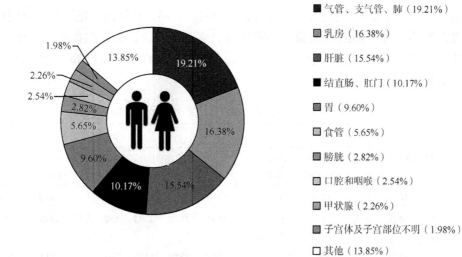

- ■ 气管、支气管、肺（19.21%）
- ■ 乳房（16.38%）
- ■ 肝脏（15.54%）
- ■ 结直肠、肛门（10.17%）
- ■ 胃（9.60%）
- ■ 食管（5.65%）
- ■ 膀胱（2.82%）
- □ 口腔和咽喉（2.54%）
- ■ 甲状腺（2.26%）
- ■ 子宫体及子宫部位不明（1.98%）
- □ 其他（13.85%）

图 6-26（A） 2014 年新疆生产建设兵团第七师肿瘤发病率前 10 位构成

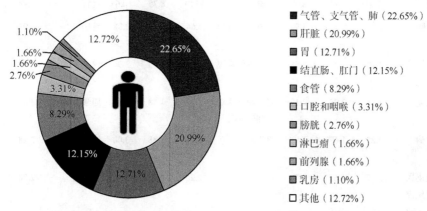

- ■ 气管、支气管、肺（22.65%）
- □ 肝脏（20.99%）
- ■ 胃（12.71%）
- ■ 结直肠、肛门（12.15%）
- ■ 食管（8.29%）
- □ 口腔和咽喉（3.31%）
- ■ 膀胱（2.76%）
- □ 淋巴瘤（1.66%）
- □ 前列腺（1.66%）
- ■ 乳房（1.10%）
- □ 其他（12.72%）

图 6-26（B） 2014 年新疆生产建设兵团第七师肿瘤发病率前 10 位构成（男）

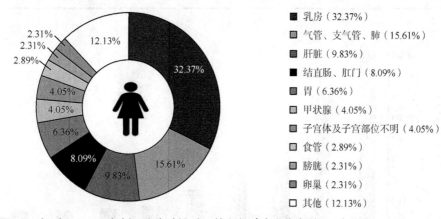

- ■ 乳房（32.37%）
- □ 气管、支气管、肺（15.61%）
- ■ 肝脏（9.83%）
- ■ 结直肠、肛门（8.09%）
- ■ 胃（6.36%）
- ■ 甲状腺（4.05%）
- ■ 子宫体及子宫部位不明（4.05%）
- □ 食管（2.89%）
- ■ 膀胱（2.31%）
- ■ 卵巢（2.31%）
- □ 其他（12.13%）

图 6-26（C） 2014 年新疆生产建设兵团第七师肿瘤发病率前 10 位构成（女）

　　肝癌是本地区 2014 年死亡率最高的肿瘤，死亡率为 42.54/10 万，占全部死亡病例的 31.25%，其次是气管、支气管、肺癌，胃癌，食管癌和结直肠、肛门癌等。男性肿瘤死亡率居前 10 位的依次是肝癌，气管、支气管、肺癌，胃癌，食管癌，结直肠、肛门癌，脑、神经系统肿瘤，肾及泌尿系统部位不明肿瘤，淋巴瘤，膀胱癌和白血病。女性肿瘤死亡率居第 1 位的是肝癌，其次为气管、支气管、肺癌，结直肠、肛门癌，食管癌和乳腺癌等（表 6-24，图 6-27～图 6-29）。

表 6-24 2014 年新疆生产建设兵团第七师死亡前 10 位肿瘤

顺位	合计			男性			女性		
	部位及特定肿瘤	死亡率 (1/10 万)	构成比 (%)	中标率 (1/10 万)	部位及特定肿瘤	死亡率 (1/10 万)	构成比 (%)	中标率 (1/10 万)	部位及特定肿瘤	死亡率 (1/10 万)	构成比 (%)	中标率 (1/10 万)

顺位	合计部位及特定肿瘤	死亡率 (1/10 万)	构成比 (%)	中标率 (1/10 万)	男性部位及特定肿瘤	死亡率 (1/10 万)	构成比 (%)	中标率 (1/10 万)	女性部位及特定肿瘤	死亡率 (1/10 万)	构成比 (%)	中标率 (1/10 万)
1	肝脏	42.54	31.25	30.78	肝脏	59.84	33.13	45.36	肝脏	25.07	27.50	1631
2	气管、支气管、肺	35.16	25.83	23.23	气管、支气管、肺	45.16	25.00	30.12	气管、支气管、肺	25.07	27.50	16.04
3	胃	13.04	9.58	8.47	胃	22.58	12.50	14.38	结直肠、肛门	9.12	10	5.71
4	食管	11.91	8.75	8.03	食管	15.81	8.75	10.67	食管	7.98	8.75	5.84
5	结直肠、肛门	7.37	5.42	4.94	结直肠、肛门	5.64	3.13	3.98	乳房	1.92	3.75	2.96
6	脑、神经系统	3.40	2.5	2.58	脑、神经系统	4.52	2.50	2.94	胃	3.42	3.75	2.26
7	淋巴瘤	2.84	2.08	2.13	肾及泌尿系统部位不明	3.39	1.88	2.57	胆囊及其他	3.42	3.75	2.11
8	白血病	2.27	1.67	1.98	淋巴瘤	3.39	1.88	3.00	脑、神经系统	2.28	2.50	2.29
9	肾及泌尿系统部位不明	2.27	1.67	1.54	膀胱	2.26	1.25	1.40	淋巴瘤	2.28	2.50	1.22
10	膀胱	1.70	1.25	1.20	白血病	2.26	1.25	1.51	白血病	2.28	2.50	2.53

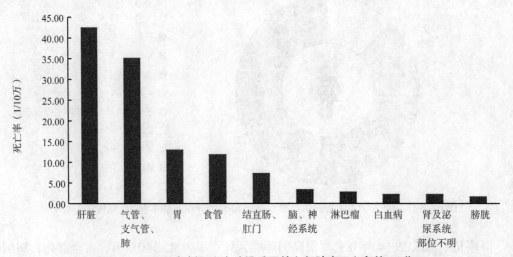

图 6-27 2014 年新疆生产建设兵团第七师肿瘤死亡率前 10 位

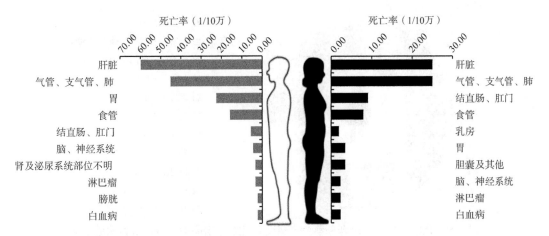

图 6-28　2014 年新疆生产建设兵团第七师男、女肿瘤死亡率前 10 位

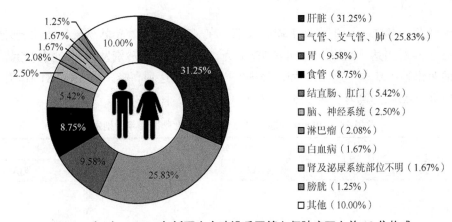

图 6-29（A）　2014 年新疆生产建设兵团第七师肿瘤死亡前 10 位构成

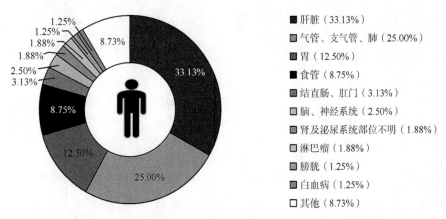

图 6-29（B）　2014 年新疆生产建设兵团第七师肿瘤死亡前 10 位构成（男）

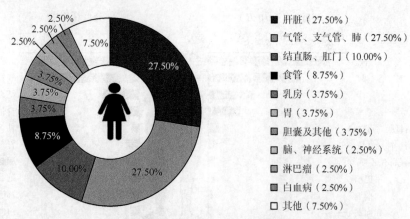

图 6-29（C） 2014 年新疆生产建设兵团第七师肿瘤死亡前 10 位构成（女）

6.4.4 肿瘤年龄别发病率

肿瘤发病率在 0～40 岁处于较低水平，在 40 岁后随着年龄增长呈波动上升趋势，在 80～85 岁年龄组达到高峰，为 1049.58/10 万。男、女性年龄别发病率的变化趋势与合计发病率的变化趋势基本一致，男性在 75～80 岁年龄组达到高峰，为 1342.81/10 万，女性在 80～85 岁年龄组达高峰，为 986.34/10 万（表 6-25，图 6-30）。

表 6-25 2014 年新疆生产建设兵团第七师肿瘤年龄别发病情况

年龄组（岁）	合计（1/10 万）	男性		女性	
		发病人数	发病率（1/10 万）	发病人数	发病率（1/10 万）
0～1	0	0	0	0	0
1～5	0	0	0	0	0
5～10	17.57	1	35.95	0	0
10～15	0	0	0	0	0
15～20	9.23	1	17.97	0	0
20～25	0	0	0	0	0
25～30	10.84	0	0	1	22.08
30～35	9.72	1	19.71	0	0
35～40	36.88	4	50.05	2	24.16
40～45	110.29	12	102.85	14	117.58
45～50	200.60	14	131.36	28	272.40
50～55	324.29	20	295.46	21	357.51
55～60	231.70	10	190.99	14	273.33
60～65	285.55	19	471.93	6	126.88
65～70	368.48	12	287.22	22	435.73
70～75	877.90	32	843.88	33	913.62
75～80	1036.37	34	1342.81	17	711.59
80～85	1049.58	16	1107.27	13	986.34
85+	291.79	5	362.58	2	196.08

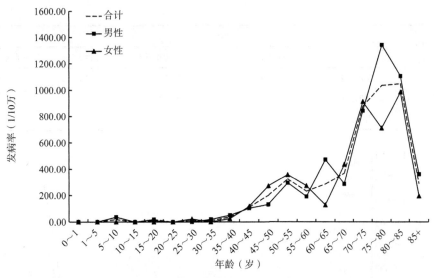

图 6-30　2014 年新疆生产建设兵团第七师肿瘤年龄别发病率

6.4.5　肿瘤年龄别死亡率

肿瘤年龄别死亡率在 0～45 岁处于较低水平，在 45 岁之后随着年龄的增长呈波动上升趋势，在 75～80 岁年龄组达到高峰，为 1077.02/10 万。男性在 75～80 岁年龄组达到高峰，为 1540.28/10 万，女性在 80～85 岁年龄组达到高峰，为 834.60/10 万（表 6-26，图 6-31）。

表 6-26　2014 年新疆生产建设兵团第七师肿瘤年龄别死亡情况

年龄组（岁）	合计（1/10 万）	男性		女性	
		死亡人数	死亡率（1/10 万）	死亡人数	死亡率（1/10 万）
0～1	0	0	0	0	0
1～5	0	0	0	0	0
5～10	0	0	0	0	0
10～15	26.33	1	25.49	1	27.23
15～20	0	0	0	0	0
20～25	9.18	0	0	1	18.67
25～30	10.84	1	21.30	0	0
30～35	0	0	0	0	0
35～40	18.44	3	37.54	0	0
40～45	33.94	7	60.00	1	8.40
45～50	81.20	13	121.97	4	38.91
50～55	79.10	6	88.64	4	68.10
55～60	144.82	14	267.38	1	19.52
60～65	296.97	16	397.42	10	211.46
65～70	292.62	12	287.22	15	297.09
70～75	445.71	19	501.05	14	387.60

续表

年龄组（岁）	合计（1/10 万）	男性		女性	
		死亡人数	死亡率（1/10 万）	死亡人数	死亡率（1/10 万）
75～80	1077.02	39	1540.28	14	586.02
80～85	977.20	16	1107.27	11	834.60
85+	708.63	13	942.71	4	392.16

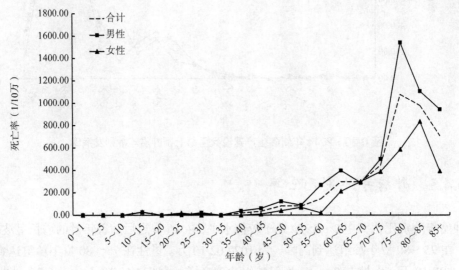

图 6-31　2014 年新疆生产建设兵团第七师肿瘤年龄别死亡率

6.5　2014 年肿瘤发病与死亡前 5 位情况

6.5.1　气管、支气管、肺癌发病与死亡情况

气管、支气管、肺（C33～C34）

6.5.1.1　气管、支气管、肺癌发病率

2014 年新疆生产建设兵团第七师气管、支气管、肺癌新发病例共 68 例，其中男性 41 例，女性 27 例，性别比为 1.52∶1。气管、支气管、肺癌粗发病率为 38.57/10 万，男性粗发病率为 46.29/10 万，中标率与世标率分别为 30.68/10 万与 26.33/10 万；女性粗发病率为 30.77/10 万，中标率与世标率分别为 19.33/10 万与 16.99/10 万。男性发病率明显高于女性，且均低于同期全国气管、支气管、肺癌发病水平（表 6-27）。

6.5.1.2　气管、支气管、肺癌死亡率

2014 年新疆生产建设兵团第七师气管、支气管、肺癌死亡总数为 62 例，其中男性 40 例，女性 22 例。气管、支气管、肺癌粗死亡率为 35.16/10 万，男性粗死亡率、中标率与世

标率分别为 45.16/10 万、30.12/10 万与 25.86/10 万；女性粗死亡率、中标率与世标率分别为 25.07/10 万、16.07/10 万与 14.43/10 万。男性死亡率明显高于女性，且均低于同期全国气管、支气管、肺癌死亡水平（表 6-27）。

表 6-27　2014 年新疆生产建设兵团第七师肿瘤登记地区气管、支气管、肺癌发病与死亡情况

性别	例数	发病率（1/10 万）				例数	死亡率（1/10 万）			
		粗发病率	中标率	世标率	中国		粗死亡率	中标率	世标率	中国
男	41	46.29	30.68	26.33	49.31	40	45.16	30.12	25.86	40.23
女	27	30.77	19.33	16.99	23.83	22	25.07	16.07	14.43	16.95
合计	68	38.57	25.06	21.70	36.34	62	35.16	23.23	20.27	28.33

6.5.1.3　气管、支气管、肺癌年龄别发病率

气管、支气管、肺癌年龄别发病率在 0～55 岁处于较低水平，在 55 岁后呈波动上升趋势，在 75～80 岁年龄组达到高峰，为 365.78/10 万。男性年龄别发病率变化趋势与合计发病率变化趋势基本一致，在 75～80 岁年龄组达高峰，为 552.92/10 万；而女性年龄别发病率在 80～85 年龄组达到高峰，为 455.24/10 万（表 6-28，图 6-32）。

表 6-28　2014 年新疆生产建设兵团第七师气管、支气管、肺癌年龄别发病情况

年龄组（岁）	合计（1/10 万）	男性		女性	
		发病人数	发病率（1/10 万）	发病人数	发病率（1/10 万）
0～1	0	0	0	0	0
1～5	0	0	0	0	0
5～10	0	0	0	0	0
10～15	0	0	0	0	0
15～20	0	0	0	0	0
20～25	0	0	0	0	0
25～30	0	0	0	0	0
30～35	0	0	0	0	0
35～40	0	0	0	0	0
40～45	0	0	0	0	0
45～50	23.88	2	18.77	3	29.19
50～55	15.82	2	29.55	0	0
55～60	28.96	3	57.30	0	0
60～65	34.27	2	49.68	1	21.15
65～70	65.03	3	71.80	3	59.42
70～75	270.12	11	290.08	9	249.17
75～80	365.78	14	552.92	4	167.43
80～85	325.73	3	207.61	6	455.24
85+	83.37	1	72.52	1	98.04

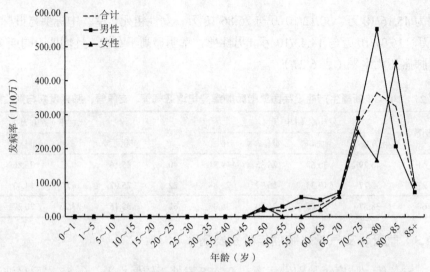

图 6-32　2014 年新疆生产建设兵团第七师气管、支气管、肺癌年龄别发病率

6.5.1.4　气管、支气管、肺癌年龄别死亡率

气管、支气管、肺癌年龄别死亡率在 0～35 岁处于较低水平，在 35 岁以后随着年龄的增长呈波动上升趋势，在 85+岁年龄组达到高峰，为 333.47/10 万。男性年龄别死亡率变化趋势与合计死亡率变化趋势一致，在 85+岁年龄组达到高峰，为 362.58/10 万；女性年龄别死亡率在 80～85 岁年龄组达到高峰，为 379.36/10 万（表 6-29，图 6-33）。

表 6-29　2014 年新疆生产建设兵团第七师气管、支气管、肺癌年龄别死亡情况

年龄组（岁）	合计（1/10 万）	男性		女性	
		死亡人数	死亡率（1/10 万）	死亡人数	死亡率（1/10 万）
0～1	0	0	0	0	0
1～5	0	0	0	0	0
5～10	0	0	0	0	0
10～15	0	0	0	0	0
15～20	0	0	0	0	0
20～25	0	0	0	0	0
25～30	0	0	0	0	0
30～35	0	0	0	0	0
35～40	6.15	1	12.51	0	0
40～45	4.24	1	8.57	0	0
45～50	9.55	2	18.77	0	0
50～55	7.91	1	14.77	0	0
55～60	38.62	4	76.39	0	0
60～65	79.95	3	74.52	4	84.58
65～70	65.03	3	71.80	3	59.42
70～75	148.57	8	210.97	3	83.06

续表

年龄组（岁）	合计（1/10万）	男性		女性	
		死亡人数	死亡率（1/10万）	死亡人数	死亡率（1/10万）
75～80	243.85	8	315.96	4	167.43
80～85	325.73	4	276.82	5	379.36
85+	333.47	5	362.58	3	294.12

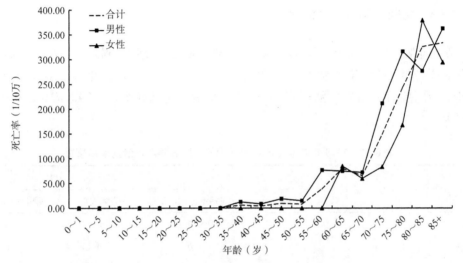

图6-33 2014年新疆生产建设兵团第七师肿瘤年龄别死亡率

6.5.2 乳腺癌发病与死亡情况

乳房（C50）

6.5.2.1 乳腺癌发病率

2014年新疆生产建设兵团第七师乳腺癌新发病例共58例，其中男性2例，女性56例，性别比为1∶28。乳腺癌粗发病率为32.89/10万，男性粗发病率为2.26/10万，中标率与世标率分别为 1.90/10万与1.48/10万，女性粗发病率为63.82/10万，中标率与世标率分别为48.24/10万与38.76/10万。男性发病率明显低于女性，女性发病率高于同期全国发病水平（表6-30）。

6.5.2.2 乳腺癌死亡率

2014年新疆生产建设兵团第七师乳腺癌死亡总数为3例，其中男性0例，女性3例。女性乳腺癌粗死亡率、中标率与世标率分别为1.92/10万、3.78/10万与2.96/10万，且女性乳腺癌死亡率低于同期全国死亡水平（表6-30）。

表 6-30　2014 年新疆生产建设兵团第七师肿瘤登记地区乳腺癌发病与死亡情况

性别	例数	发病率（1/10 万）				例数	死亡率（1/10 万）			
		粗发病率	中标率	世标率	中国		粗死亡率	中标率	世标率	中国
男	2	2.26	1.90	1.48	—	0	0	0	0	—
女	56	63.82	48.24	38.76	31.54	3	1.92	3.78	2.96	6.67
合计	58	32.89	24.61	19.73	31.54	3	1.92	3.78	2.96	6.67

6.5.2.3　乳腺癌年龄别发病率

乳腺癌年龄别发病率总体呈波动变化，在 45～50 岁年龄组达到高峰，为 90.75/10 万。女性年龄别发病率变化趋势与合计基本一致，在 45～50 岁年龄组达列高峰，为 184.84/10 万。男性年龄别发病率在 60～65 岁年龄组达到高峰，为 24.84/10 万（表 6-31，图 6-34）。

表 6-31　2014 年新疆生产建设兵团第七师乳腺癌年龄别发病情况

年龄组（岁）	合计（1/10 万）	男性		女性	
		发病人数	发病率（1/10 万）	发病人数	发病率（1/10 万）
0～1	0	0	0	0	0
1～5	0	0	0	0	0
5～10	0	0	0	0	0
10～15	0	0	0	0	0
15～20	0	0	0	0	0
20～25	0	0	0	0	0
25～30	0	0	0	0	0
30～35	0	0	0	0	0
35～40	12.29	0	0	2	24.16
40～45	42.42	1	8.57	9	75.59
45～50	90.75	0	0	19	184.84
50～55	79.10	0	0	10	170.24
55～60	67.58	0	0	7	136.67
60～65	11.42	1	24.84	0	0
65～70	43.35	0	0	4	79.22
70～75	40.52	0	0	3	83.06
75～80	40.64	0	0	2	83.72
80～85	0	0	0	0	0
85+	0	0	0	0	0

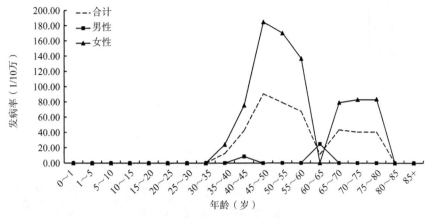

图 6-34　2014 年新疆生产建设兵团第七师乳腺癌年龄别发病率

6.5.2.4　乳腺癌年龄别死亡率

乳腺癌年龄别死亡率在 0~40 岁处于较低水平，在 50~55 岁年龄组达到高峰，为 34.05/10 万（表 6-32，图 6-35）。

表 6-32　2014 年新疆生产建设兵团第七师女性乳腺癌年龄别死亡情况

年龄组（岁）	死亡人数	死亡率（1/10 万）
0~1	0	0
1~5	0	0
5~10	0	0
10~15	0	0
15~20	0	0
20~25	0	0
25~30	0	0
30~35	0	0
35~40	0	0
40~45	1	8.40
45~50	0	0
50~55	2	34.05
55~60	0	0
60~65	0	0
65~70	0	0
70~75	0	0
75~80	0	0
80~85	0	0
85+	0	0

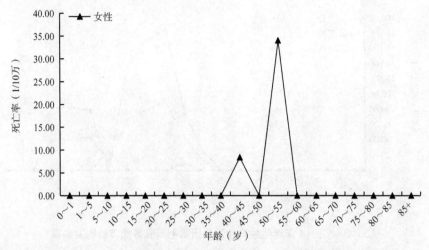

图 6-35　2014 年新疆生产建设兵团第七师女性乳腺癌年龄别死亡率

6.5.3　肝癌发病与死亡情况

肝脏（C22）

6.5.3.1　肝癌发病率

2014 年新疆生产建设兵团第七师肝癌新发病例共 55 例，其中男性 38 例，女性 17 例，性别比为 2.24∶1。肝癌粗发病率为 31.19/10 万，男性粗发病率为 42.90/10 万，中标率与世标率分别为 32.50/10 万与 27.11/10 万；女性粗发病率为 19.37/10 万，中标率与世标率分别为 13.15/10 万与 12.17/10 万。男性发病率明显高于女性，且男、女性发病率均高于同期全国发病水平（表 6-33）。

6.5.3.2　肝癌死亡率

2014 年新疆生产建设兵团第七师肝癌死亡总数为 75 例，其中男性 53 例，女性 22 例。肝癌粗死亡率为 42.54/10 万，男性粗死亡率、中标率与世标率分别为 59.84/10 万、45.36/10 万与 38.40/10 万；女性粗死亡率、中标率与世标率分别为 25.07/10 万、16.31/10 万与 14.28/10 万。男性死亡率明显高于女性，且男、女性死亡率均高于同期全国死亡水平（表 6-33）。

表 6-33　2014 年新疆生产建设兵团第七师肿瘤登记地区肝癌发病与死亡情况

性别	例数	发病率（1/10 万）				例数	死亡率（1/10 万）			
		粗发病率	中标率	世标率	中国		粗死亡率	中标率	世标率	中国
男	38	42.90	32.50	27.11	27.00	53	59.84	45.36	38.40	23.32
女	17	19.37	13.15	12.17	8.79	22	25.07	16.31	14.28	7.56
合计	55	31.19	22.84	19.68	17.89	75	42.54	30.78	26.32	15.53

6.5.3.3　肝癌年龄别发病率

肝癌年龄别发病率在 0～40 岁处于较低水平，在 40 岁后随着年龄的增长呈波动上升趋势，在 70～75 岁年龄组达到高峰，为 121.56/10 万。男性年龄别发病率在 70～75 岁年龄组达到高峰，为 158.23/10 万。女性年龄别发病率在 75～80 岁年龄组达到高峰，为 167.43/10 万（表 6-34，图 6-36）。

表 6-34　2014 年新疆生产建设兵团第七师肝癌年龄别发病情况

年龄组（岁）	合计（1/10 万）	男性		女性	
		发病人数	发病率（1/10 万）	发病人数	发病率（1/10 万）
0～1	0	0	0	0	0
1～5	0	0	0	0	0
5～10	0	0	0	0	0
10～15	0	0	0	0	0
15～20	0	0	0	0	0
20～25	0	0	0	0	0
25～30	10.84	0	0	1	22.08
30～35	0	0	0	0	0
35～40	6.15	1	12.51	0	0
40～45	21.21	5	42.86	0	0
45～50	19.10	4	37.53	0	0
50～55	71.19	7	103.41	2	34.05
55～60	28.96	3	57.30	0	0
60～65	79.96	7	173.87	0	0
65～70	75.86	1	23.93	6	118.84
70～75	121.56	6	158.23	3	83.06
75～80	101.61	1	39.49	4	167.43
80～85	108.58	2	138.41	1	75.87
85+	41.68	1	72.52	0	0

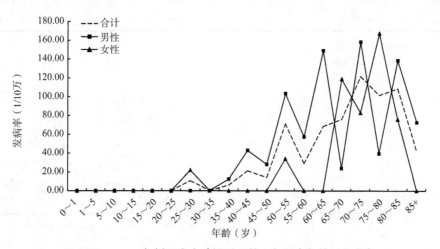

图 6-36　2014 年新疆生产建设兵团第七师肝癌年龄别发病率

6.5.3.4 肝癌年龄别死亡率

肝癌年龄别死亡率在 0～40 岁处于较低水平，在 40 岁之后随着年龄的增长呈波动上升趋势，在 75～80 岁年龄组达到高峰时，死亡率为 325.14/10 万。男性和女性年龄别死亡率变化趋势与合计基本一致，均在 75～80 岁年龄组达到高峰，男性为 473.93/10 万，女性为 167.43/10 万（表 6-35，图 6-37）。

表 6-35　2014 年新疆生产建设兵团第七师肝癌年龄别死亡情况

年龄组（岁）	合计（1/10 万）	男性		女性	
		死亡人数	死亡率（1/10 万）	死亡人数	死亡率（1/10 万）
0～1	0	0	0	0	0
1～5	0	0	0	0	0
5～10	0	0	0	0	0
10～15	13.17	1	25.49	0	0
15～20	0	0	0	0	0
20～25	0	0	0	0	0
25～30	0	0	0	0	0
30～35	0	0	0	0	0
35～40	6.15	1	12.51	0	0
40～45	12.73	3	25.71	0	0
45～50	38.21	5	46.91	3	29.19
50～55	31.64	2	29.55	2	34.05
55～60	86.89	9	171.89	0	0
60～65	91.38	7	173.87	1	21.15
65～70	75.86	3	71.80	4	79.22
70～75	162.07	6	158.22	6	166.11
75～80	325.14	12	473.93	4	167.43
80～85	144.77	2	138.41	2	151.75
85+	83.37	2	145.03	0	0

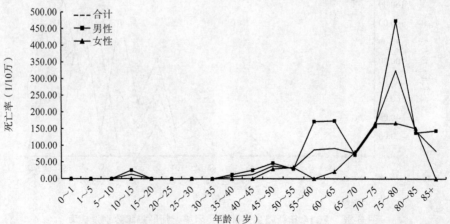

图 6-37　2014 年新疆生产建设兵团第七师肝癌年龄别死亡率

6.5.4 结直肠、肛门癌发病与死亡情况

结直肠、肛门（C18～C21）

6.5.4.1 结直肠、肛门癌发病率

2014 年新疆生产建设兵团第七师结直肠、肛门癌新发病例共 36 例，其中男性 22 例，女性 14 例，性别比为 1.57∶1。结直肠、肛门癌粗发病率为 20.42/10 万，男性粗发病率为 24.84/10 万，中标率与世标率分别为 16.64/10 万与 14.11/10 万；女性粗发病率为 15.95/10 万，中标率与世标率分别为 10.50/10 万与 9.30/10 万，且男性发病率高于女性。此外，男、女性发病率均低于同期全国发病水平（表 6-36）。

6.5.4.2 结直肠、肛门癌死亡率

2014 年新疆生产建设兵团第七师结直肠、肛门癌死亡总数为 13 例，其中男性 5 例，女性 8 例。结直肠、肛门癌粗死亡率为 7.37/10 万，男性粗死亡率、中标率与世标率分别为 5.64/10 万、3.98/10 万与 3.28/10 万，女性粗死亡率、中标率与世标率分别为 9.12/10 万、5.71/10 万与 5.11/10 万，且男性死亡率低于女性死亡率。此外，男、女性死亡率均低于同期全国死亡水平（表 6-36）。

表 6-36　2014 年新疆生产建设兵团第七师肿瘤登记地区结直肠、肛门癌发病与死亡情况

性别	例数	发病率（1/10 万）				例数	死亡率（1/10 万）			
		粗发病率	中标率	世标率	中国		粗死亡率	中标率	世标率	中国
男	22	24.84	16.64	14.11	21.15	5	5.64	3.98	3.28	9.87
女	14	15.95	10.50	9.30	14.73	8	9.12	5.71	5.11	6.45
合计	36	20.42	13.53	11.67	17.89	13	7.37	4.94	4.28	8.11

6.5.4.3 结直肠、肛门癌年龄别发病率

结直肠、肛门癌年龄别发病率在 0～40 岁处于较低水平，在 40 岁后随着年龄的增长呈波动上升趋势，在 75～80 岁年龄组达到高峰，为 182.89/10 万。男、女性年龄别发病率变化趋势与合计发病率基本一致，在 75～80 岁年龄组达到高峰，男、女性分别为 236.97/10 万、125.58/10 万（表 6-37，图 6-38）。

表 6-37　2014 年新疆生产建设兵团第七师结直肠、肛门癌年龄别发病情况

年龄组（岁）	合计（1/10 万）	男性		女性	
		发病人数	发病率（1/10 万）	发病人数	发病率（1/10 万）
0～1	0	0	0	0	0
1～5	0	0	0	0	0
5～10	0	0	0	0	0
10～15	0	0	0	0	0

年龄组（岁）	合计（1/10万）	男性		女性	
		发病人数	发病率（1/10万）	发病人数	发病率（1/10万）
15～20	0	0	0	0	0
20～25	0	0	0	0	0
25～30	0	0	0	0	0
30～35	0	0	0	0	0
35～40	0	0	0	0	0
40～45	8.48	2	17.14	0	0
45～50	14.33	2	18.77	1	9.73
50～55	31.64	2	29.55	2	34.05
55～60	0	0	0	0	0
60～65	22.84	2	49.68	0	0
65～70	32.51	1	23.93	2	39.61
70～75	121.56	5	131.86	4	110.74
75～80	182.89	6	236.97	3	125.58
80～85	144.77	2	138.41	2	151.75
85+	0	0	0	0	0

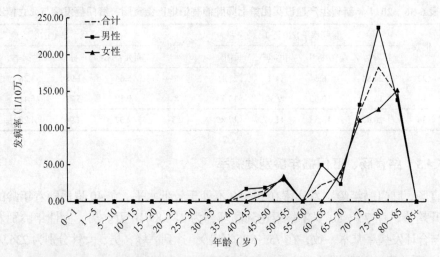

图6-38　2014年新疆生产建设兵团第七师结直肠、肛门癌年龄别发病率

6.5.4.4 结直肠、肛门癌年龄别死亡率

结直肠、肛门癌年龄别死亡率在0～55岁处于较低水平，在55岁以后随着年龄的增长呈波动上升趋势，在75～80岁年龄组达到高峰，为81.28/10万。男性年龄别死亡率变化趋势与合计死亡率基本一致，在75～80岁年龄组达到高峰，为118.48/10万。女性年龄别死亡率在70～75岁年龄组达高峰，为83.06/10万（表6-38，图6-39）。

表 6-38　2014 年新疆生产建设兵团第七师结直肠、肛门癌年龄别死亡情况

年龄组（岁）	合计（1/10 万）	男性		女性	
		死亡人数	死亡率（1/10 万）	死亡人数	死亡率（1/10 万）
0～1	0	0	0	0	0
1～5	0	0	0	0	0
5～10	0	0	0	0	0
10～15	0	0	0	0	0
15～20	0	0	0	0	0
20～25	0	0	0	0	0
25～30	0	0	0	0	0
30～35	0	0	0	0	0
35～40	0	0	0	0	0
40～45	0	0	0	0	0
45～50	0	0	0	0	0
50～55	0	0	0	0	0
55～60	9.65	1	19.10	0	0
60～65	11.42	0	0	1	21.15
65～70	21.68	0	0	2	39.61
70～75	40.52	0	0	3	83.06
75～80	81.28	3	118.48	1	41.86
80～85	72.39	1	69.20	1	75.87
85+	0	0	0	0	0

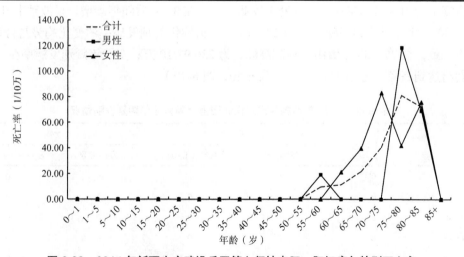

图 6-39　2014 年新疆生产建设兵团第七师结直肠、肛门癌年龄别死亡率

6.5.5　胃癌发病与死亡情况

胃（C16）

6.5.5.1 胃癌发病率

2014 年新疆生产建设兵团第七师胃癌新发病例共 34 例，其中男性 23 例，女性 11 例，性别比为 2.09：1。胃癌粗发病率为 19.28/10 万，男性粗发病率为 25.97/10 万，中标率与世标率分别为 19.30/10 万与 16.60/10 万；女性粗发病率为 12.54/10 万，中标率与世标率分别为 8.76/10 万与 7.44/10 万，且男性发病率高于女性。此外，男、女性发病率均低于同期全国发病水平（表 6-39）。

6.5.5.2 胃癌死亡率

2014 年新疆生产建设兵团第七师胃癌死亡总数为 23 例，其中男性 20 例，女性 3 例。胃癌粗死亡率为 13.04/10 万，男性粗死亡率、中标率与世标率分别为 22.58/10 万、14.38/10 万与 12.56/10 万；女性粗死亡率、中标率与世标率分别为 3.42/10 万、2.26/10 万与 1.95/10 万，且男性死亡率高于女性。此外，男、女性死亡率均低于同期全国死亡水平（表 6-39）。

表 6-39　2014 年新疆生产建设兵团第七师肿瘤登记地区胃癌发病与死亡情况

性别	例数	发病率（1/10 万）				例数	死亡率（1/10 万）			
		粗发病率	中标率	世标率	中国		粗死亡率	中标率	世标率	中国
男	23	25.97	19.30	16.60	23.28	20	22.58	14.38	12.56	19.04
女	11	12.54	8.76	7.44	11.32	3	3.42	2.26	1.95	10.59
合计	34	19.28	14.20	12.18	17.89	23	13.04	8.47	7.39	13.26

6.5.5.3 胃癌年龄别发病率

胃癌年龄别发病率在 0～35 岁处于较低水平，在 35 岁后随年龄增长呈波动上升趋势，在 75～80 岁年龄组达到高峰，为 162.57/10 万。男性年龄别发病率的变化趋势与合计发病率基本一致，在 75～80 年龄组时达到高峰，为 236.97/10 万；女性年龄别发病率在 70～75 岁年龄组达到高峰，为 110.74/10 万（表 6-40，图 6-40）。

表 6-40　2014 年新疆生产建设兵团第七师胃癌年龄别发病情况

年龄组（岁）	合计（1/10 万）	男性		女性	
		发病人数	发病率（1/10 万）	发病人数	发病率（1/10 万）
0～1	0	0	0	0	0
1～5	0	0	0	0	0
5～10	0	0	0	0	0
10～15	0	0	0	0	0
15～20	0	0	0	0	0
20～25	0	0	0	0	0
25～30	0	0	0	0	0
30～35	0	0	0	0	0
35～40	6.15	1	12.51	0	0

续表

年龄组（岁）	合计（1/10万）	男性		女性	
		发病人数	发病率（1/10万）	发病人数	发病率（1/10万）
40~45	4.24	0	0	1	8.40
45~50	0	0	0	0	0
50~55	55.37	6	88.64	1	17.02
55~60	28.96	2	38.20	1	19.52
60~65	45.69	3	74.52	1	21.15
65~70	10.84	0	0	1	19.81
70~75	81.04	2	52.74	4	110.74
75~80	162.57	6	236.97	2	83.72
80~85	72.39	2	138.41	0	0
85+	41.68	1	72.52	0	0

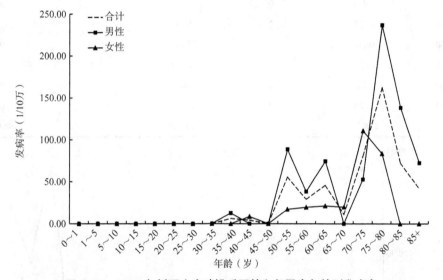

图 6-40　2014 年新疆生产建设兵团第七师胃癌年龄别发病率

6.5.5.4　胃癌年龄别死亡率

胃癌年龄别死亡率总体呈上升趋势，在 0~60 岁处于较低水平，在 60 岁以后随着年龄的增长呈波动上升趋势，在 85+ 岁年龄组达到高峰，为 166.74 /10 万。男性年龄别死亡率在 75~80 岁年龄组达到高峰，为 276.46/10 万；女性年龄别死亡率在 85+ 岁年龄组达到高峰，为 98.04/10 万（表 6-41，图 6-41）。

表 6-41　2014 年新疆生产建设兵团第七师胃癌年龄别死亡情况

年龄组（岁）	合计（1/10万）	男性		女性	
		死亡人数	死亡率（1/10万）	死亡人数	死亡率（1/10万）
0~1	0	0	0	0	0
1~5	0	0	0	0	0

续表

年龄组（岁）	合计（1/10万）	男性		女性	
		死亡人数	死亡率（1/10万）	死亡人数	死亡率（1/10万）
5～10	0	0	0	0	0
10～15	0	0	0	0	0
15～20	0	0	0	0	0
20～25	0	0	0	0	0
25～30	0	0	0	0	0
30～35	0	0	0	0	0
35～40	0	0	0	0	0
40～45	0	0	0	0	0
45～50	14.33	2	18.77	1	9.73
50～55	15.82	2	29.55	0	0
55～60	0	0	0	0	0
60～65	34.27	2	49.68	1	21.15
65～70	10.84	1	23.93	0	0
70～75	13.51	1	26.37	0	0
75～80	142.25	7	276.46	0	0
80～85	72.39	2	138.41	0	0
85+	166.74	3	217.55	1	98.04

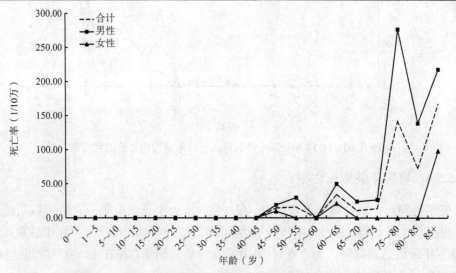

图 6-41 2014 年新疆生产建设兵团第七师胃癌年龄别死亡率

6.6 2015 年肿瘤发病与死亡情况

6.6.1 肿瘤发病率

2015 年新疆生产建设兵团第七师肿瘤新发病例共 351 例，其中男性 175 例，女性

176 例，性别比为 0.99 ∶ 1。肿瘤粗发病率为 260.22/10 万，其中男性粗发病率为 263.67/10 万，中标率与世标率分别为 206.99 /10 万与 175.81/10 万；女性粗发病率为 256.89/10 万，中标率与世标率分别为 188.07 /10 万与 157.44/10 万。此外，男性发病率低于同期全国发病水平，而女性发病率高于同期全国发病水平（表 6-42，图 6-42，图 6-43）。

6.6.2　肿瘤死亡率

2015 年新疆生产建设兵团第七师肿瘤死亡总数为 224 例，其中男性 138 例，女性 86 例，性别比为 1.60 ∶ 1。肿瘤粗死亡率为 166.07/10 万，其中男性粗死亡率、中标率与世标率分别为 207.92/10 万、152.27/10 万与 134.12 /10 万；女性分别为 125.53/10 万、95.17/10 万与 81.89/10 万。男、女性死亡率均高于同期全国死亡水平（表 6-42，图 6-42，图 6-43）。

表 6-42　2015 年新疆生产建设兵团第七师肿瘤登记地区肿瘤发病与死亡情况

性别	例数	发病率（1/10 万）				例数	死亡率（1/10 万）			
		粗发病率	中标率	世标率	中国		粗死亡率	中标率	世标率	中国
男	175	263.67	206.99	175.81	209.00	138	207.92	152.27	134.12	139.06
女	176	256.89	188.07	157.44	174.24	86	125.53	95.17	81.89	76.06
合计	351	260.22	197.20	166.17	190.64	224	166.07	123.00	107.37	106.85

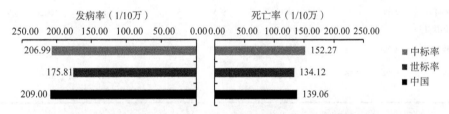

图 6-42　2015 年新疆生产建设兵团第七师肿瘤登记地区男性肿瘤发病、死亡率

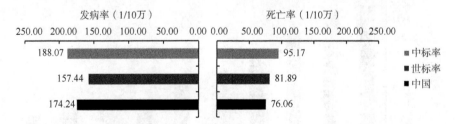

图 6-43　2015 年新疆生产建设兵团第七师肿瘤登记地区女性肿瘤发病、死亡率

6.6.3　肿瘤发病与死亡前 10 位

2015 年新疆生产建设兵团第七师恶性肿瘤发病第 1 位的是气管、支气管、肺癌，发病率为 40.03/10 万，占全部新发病例的 15.38%，其次为乳腺癌，肝癌，结直肠、肛门癌和胃癌等。男性肿瘤发病率居前 10 位的依次是气管、支气管、肺癌，肝癌，胃癌，食管癌，结

直肠、肛门癌，膀胱癌，肾及泌尿系统部位不明肿瘤、淋巴瘤、甲状腺癌和胰腺癌。女性
肿瘤发病率居第 1 位的为乳腺癌，其次为结直肠、肛门癌，气管、支气管、肺癌，肝癌，
子宫颈癌，食管癌，胃癌，甲状腺癌，卵巢癌及子宫体及子宫部位不明肿瘤（表 6-43，
图 6-44～图 6-46）。

表 6-43　2015 年新疆生产建设兵团第七师发病前 10 位肿瘤

顺位	合计			男性			女性		
	部位及特定肿瘤	发病率 (1/10 万)	构成比 （%）	中标率 (1/10 万)	部位及特定肿瘤	发病率 (1/10 万)	构成比 （%）	中标率 (1/10 万)	部位及特定肿瘤	发病率 (1/10 万)	构成比 （%）	中标率 (1/10 万)
1	气管、支气管、肺	40.03	15.38	29.00	气管、支气管、肺	49.72	18.86	36.44	乳房	71.52	27.84	53.24
2	乳房	38.55	14.81	28.45	肝脏	45.20	17.14	37.93	结直肠、肛门	32.11	12.50	26.25
3	肝脏	28.91	11.11	22.79	胃	31.64	12.00	24.71	气管、支气管、肺	30.65	11.93	21.32
4	结直肠、肛门	25.95	9.97	20.75	食管	21.09	8.00	18.76	肝脏	13.14	5.11	8.18
5	胃	20.76	7.98	15.81	结直肠、肛门	19.59	7.43	15.14	子宫颈	11.68	4.55	8.73
6	食管	15.57	5.98	12.52	膀胱	16.57	6.29	12.81	食管	10.22	3.98	7.16
7	膀胱	11.86	4.56	9.05	肾及泌尿系统部位不明	10.55	4.00	7.87	胃	10.22	3.98	7.00
8	肾及泌尿系统部位不明	9.64	3.70	7.12	淋巴瘤	9.04	3.43	7.22	甲状腺	10.22	3.98	7.38
9	甲状腺	8.90	3.42	6.51	甲状腺	7.53	2.86	5.39	卵巢	8.76	3.41	6.06
10	胰腺	6.67	2.56	5.15	胰腺	7.53	2.86	5.23	子宫体及子宫部位不明	8.76	3.41	6.21

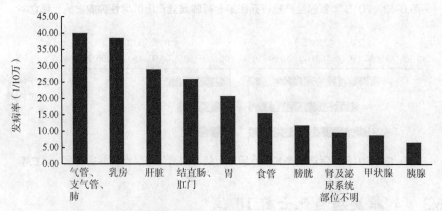

图 6-44　2015 年新疆生产建设兵团第七师肿瘤发病前 10 位

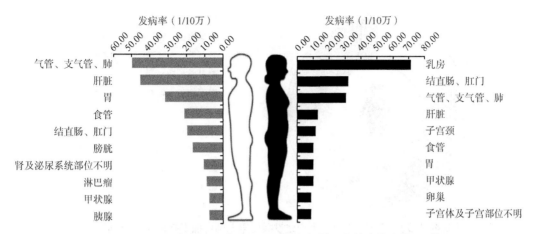

图 6-45　2015 年新疆生产建设兵团第七师男、女肿瘤发病前 10 位

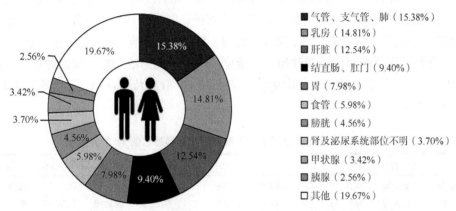

图 6-46（A）　2015 年新疆生产建设兵团第七师肿瘤发病前 10 位构成

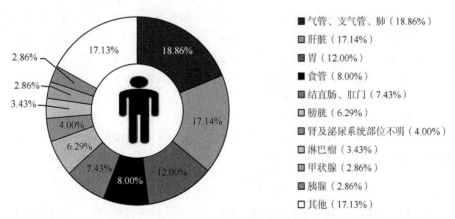

图 6-46（B）　2015 年新疆生产建设兵团第七师肿瘤发病前 10 位构成（男）

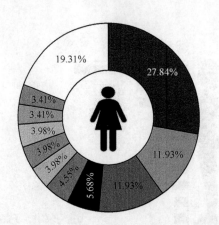

乳房（27.84%）
结直肠、肛门（11.93%）
气管、支气管、肺（11.93%）
肝脏（5.68%）
子宫颈（4.55%）
食管（3.98%）
胃（3.98%）
甲状腺（3.98%）
卵巢（3.41%）
子宫体及子宫部位不明（3.41%）
其他（19.31%）

图 6-46（C） 2015 年新疆生产建设兵团第七师肿瘤发病前 10 位构成（女）

气管、支气管、肺癌是本地区 2015 年死亡率最高的肿瘤，死亡率为 40.78/10 万，占全部死亡病例的 24.55%，其次是肝癌，胃癌，结直肠、肛门癌和食管癌等。男性肿瘤死亡率居前 10 位的依次是气管、支气管、肺癌，肝癌，胃癌，食管癌，结直肠、肛门癌，膀胱癌，胰腺癌，肾及泌尿系统部位不明肿瘤，胆囊癌及脑、神经系统肿瘤。女性肿瘤死亡率居第 1 位的是气管、支气管、肺癌，其次为乳腺癌，胃癌，肝癌及结直肠、肛门癌等（表 6-44，图 6-47～图 6-49）。

表 6-44 2015 年新疆生产建设兵团第七师死亡前 10 位肿瘤

顺位	合计			男性			女性		
	部位及特定肿瘤	死亡率(1/10万)	构成比(%)	中标率(1/10万)	部位及特定肿瘤	死亡率(1/10万)	构成比(%)	中标率(1/10万)	部位及特定肿瘤	死亡率(1/10万)	构成比(%)	中标率(1/10万)
1	气管、支气管、肺	40.78	24.55	28.59	气管、支气管、肺	55.75	26.81	38.61	气管、支气管、肺	26.27	20.93	19.25
2	肝脏	17.79	10.71	13.39	肝脏	27.12	13.04	21.81	乳房	11.68	9.30	9.73
3	胃	17.79	10.71	13.93	胃	24.11	11.59	18.69	胃	11.68	9.30	8.41
4	结直肠、肛门	10.38	6.25	7.90	食管	13.56	6.52	9.81	肝脏	8.76	6.98	5.25
5	食管	9.64	5.80	7.50	结直肠、肛门	13.56	6.52	9.98	结直肠、肛门	7.30	5.81	6.13
6	乳房	5.93	3.57	4.95	膀胱	9.04	4.35	6.27	食管	5.84	4.65	4.94
7	膀胱	4.45	2.68	3.27	胰腺	6.03	2.90	4.68	胆囊及其他	4.38	3.49	3.64
8	胆囊及其他	3.71	2.23	2.83	肾及泌尿系统部位不明	3.01	1.45	1.96	子宫颈	4.38	3.49	3.42
9	胰腺	3.71	2.23	2.81	胆囊及其他	3.01	1.45	1.73	子宫体及子宫部位不明	4.38	3.49	2.88
10	肾及泌尿系统部位不明	2.97	1.79	2.09	脑、神经系统	3.01	1.45	3.30	肾及泌尿系统部位不明	2.92	2.33	1.90

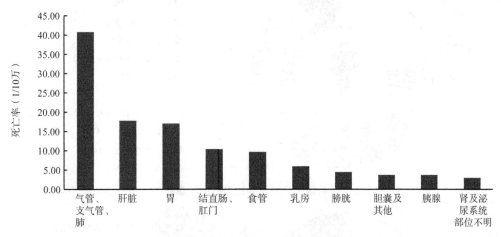

图 6-47 2015 年新疆生产建设兵团第七师肿瘤死亡前 10 位

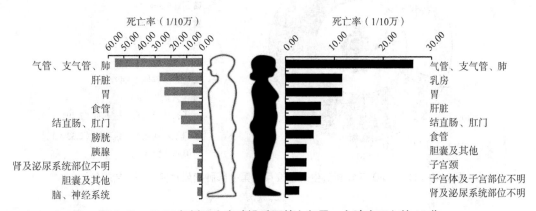

图 6-48 2015 年新疆生产建设兵团第七师男、女肿瘤死亡前 10 位

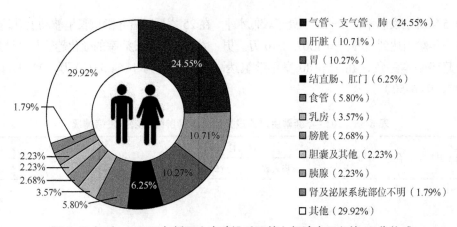

图 6-49（A） 2015 年新疆生产建设兵团第七师肿瘤死亡前 10 位构成

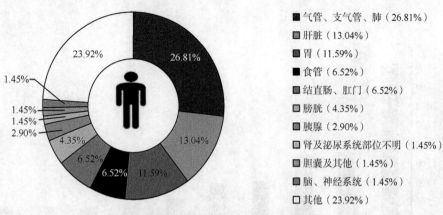

图 6-49（B）　2015 年新疆生产建设兵团第七师肿瘤死亡前 10 位构成（男）

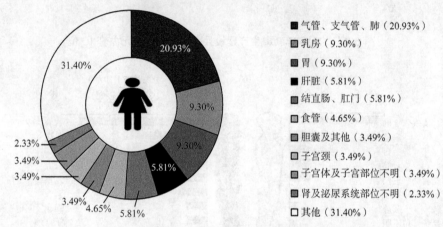

图 6-49（C）　2015 年新疆生产建设兵团第七师肿瘤死亡前 10 位构成（女）

6.6.4　肿瘤年龄别发病率

2015 年肿瘤发病率在 0～25 岁处于较低水平，在 25 岁后随着年龄增长呈波动上升趋势，在 75～80 岁年龄组达到高峰，为 1307.51/10 万。男、女性年龄别发病率的变化趋势与合计发病率的变化趋势基本一致，在 75～80 岁年龄组达高峰时分别为 1464.53/10 万、1131.11/10 万（表 6-45，图 6-50）。

表 6-45　2015 年新疆生产建设兵团第七师肿瘤年龄别发病情况

年龄组（岁）	合计（1/10 万）	男性		女性	
		发病人数	发病率（1/10 万）	发病人数	发病率（1/10 万）
0～1	0	0	0	0	0
1～5	0	0	0	0	0
5～10	0	0	0	0	0
10～15	0	0	0	0	0
15～20	0	0	0	0	0
20～25	0	0	0	0	0

续表

年龄组（岁）	合计（1/10万）	男性		女性	
		发病人数	发病率（1/10万）	发病人数	发病率（1/10万）
25～30	23.67	0	0	2	44.79
30～35	15.38	1	33.60	0	0
35～40	44.50	0	0	4	83.23
40～45	165.93	9	110.69	19	217.29
45～50	224.61	15	150.27	30	298.42
50～55	282.46	15	216.51	22	356.51
55～60	556.69	26	686.20	15	419.46
60～65	618.16	23	833.64	12	413.37
65～70	623.54	18	855.92	14	462.20
70～75	847.46	16	778.21	25	898.63
75～80	1307.51	32	1464.53	22	1131.11
80～85	1079.49	14	1368.52	8	788.18
85+	847.46	6	958.47	3	688.07

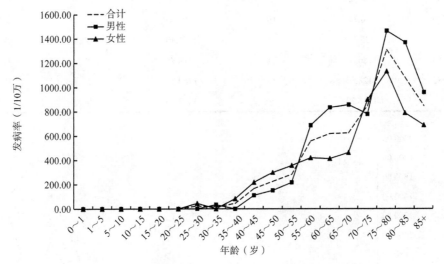

图6-50　2015年新疆生产建设兵团第七师肿瘤年龄别发病率

6.6.5　肿瘤年龄别死亡率

2015年肿瘤年龄别死亡率在0～30岁处于较低水平，30岁之后随着年龄的增长呈波动上升趋势，在85+岁年龄组达到高峰，为1318.27/10万。其中，男性在80～85岁年龄组达到高峰，为1759.53/10万，女性在85+岁年龄组达到高峰，为1146.79/10万（表6-46，图6-51）。

表 6-46　2015 年新疆生产建设兵团第七师肿瘤年龄别死亡情况

年龄组（岁）	合计（1/10 万）	男性		女性	
		死亡人数	死亡率（1/10 万）	死亡人数	死亡率（1/10 万）
0～1	0	0	0	0	0
1～5	0	0	0	0	0
5～10	26.73	1	50.51	0	0
10～15	0	0	0	0	0
15～20	0	0	0	0	0
20～25	0	0	0	0	0
25～30	0	0	0	0	0
30～35	15.38	1	33.60	0	0
35～40	44.50	1	23.91	3	62.42
40～45	47.41	6	73.79	2	22.87
45～50	79.86	10	100.18	6	59.68
50～55	137.42	12	173.21	6	97.23
55～60	257.98	11	290.31	8	223.71
60～65	264.92	7	253.72	8	275.58
65～70	350.74	10	475.51	8	264.11
70～75	785.45	21	1021.40	17	611.07
75～80	1186.44	31	1418.76	18	925.45
80～85	1128.56	18	1759.53	5	492.61
85+	1318.27	9	1437.70	5	1146.79

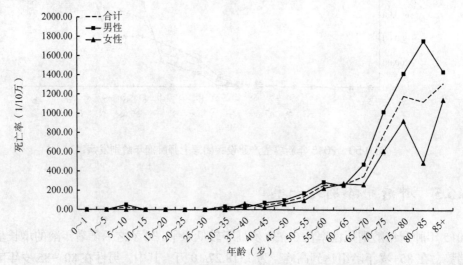

图 6-51　2015 年新疆生产建设兵团第七师肿瘤年龄别死亡率

6.7　2015 年肿瘤发病与死亡前 5 位情况

6.7.1　气管、支气管、肺癌发病与死亡情况

气管、支气管、肺（C33～C34）

6.7.1.1　气管、支气管、肺癌发病率

2015 年新疆生产建设兵团第七师气管、支气管、肺癌新发病例共 54 例，其中男性 33 例，女性 21 例，性别比为 1.57∶1。气管、支气管、肺癌粗发病率为 40.03/10 万，男性粗发病率为 49.72/10 万，中标率与世标率分别为 36.44/10 万与 31.23 /10 万；女性粗发病率为 30.65/10 万，中标率与世标率分别为 21.32/10 万与 18.85 /10 万。男性发病率明显高于女性，男、女性发病率均低于同期全国肺癌发病水平（表 6-47）。

6.7.1.2　气管、支气管、肺癌死亡率

2015 年新疆生产建设兵团第七师气管、支气管、肺癌死亡总数为 55 例，其中男性 37 例，女性 18 例。气管、支气管、肺癌粗死亡率 40.78/10 万，男性粗死亡率、中标率与世标率分别为 55.75/10 万、38.61/10 万与 33.91/10 万；女性粗死亡率、中标率与世标率分别为 26.27/10 万、19.25/10 万与 16.65/10 万。男性死亡率明显高于女性，且均低于同期全国死亡水平（表 6-47）。

表 6-47　2015 年新疆生产建设兵团第七师肿瘤登记地区气管、支气管、肺癌发病与死亡情况

性别	例数	发病率（1/10 万）				例数	死亡率（1/10 万）			
		粗发病率	中标率	世标率	中国		粗死亡率	中标率	世标率	中国
男	33	49.72	36.44	31.23	49.31	37	55.75	38.61	33.91	40.23
女	21	30.65	21.32	18.85	23.83	18	26.27	19.25	16.65	16.95
合计	54	40.03	29.00	25.12	36.34	55	40.78	28.59	24.97	28.33

6.7.1.3　气管、支气管、肺癌年龄别发病率

气管、支气管、肺癌年龄别发病率在 0～45 岁处于较低水平，在 45 岁后呈上升趋势，在 75～80 岁年龄组达到高峰，为 266.34/10 万。男性年龄别发病率变化趋势与合计发病率变化趋势基本一致，在 75～80 岁年龄组达高峰，为 366.13/10 万；女性年龄别死亡率在 70～75 岁年龄组达到高峰，为 215.67/10 万（表 6-48，图 6-52）。

表6-48　2015年新疆生产建设兵团第七师气管、支气管、肺癌年龄别发病情况

年龄组（岁）	合计（1/10万）	男性		女性	
		发病人数	发病率（1/10万）	发病人数	发病率（1/10万）
0～1	0	0	0	0	0
1～5	0	0	0	0	0
5～10	0	0	0	0	0
10～15	0	0	0	0	0
15～20	0	0	0	0	0
20～25	0	0	0	0	0
25～30	0	0	0	0	0
30～35	0	0	0	0	0
35～40	0	0	0	0	0
40～45	0	0	0	0	0
45～50	24.96	4	40.07	1	9.95
50～55	45.81	3	43.30	3	48.61
55～60	67.89	5	131.96	0	0
60～65	70.65	1	36.25	3	103.34
65～70	136.40	4	190.20	3	99.04
70～75	206.70	4	194.55	6	215.67
75～80	266.34	8	366.13	3	154.24
80～85	245.34	3	293.26	2	197.04
85+	94.16	1	159.74	0	0

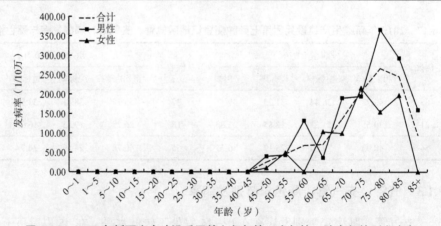

图6-52　2015年新疆生产建设兵团第七师气管、支气管、肺癌年龄别发病率

6.7.1.4　气管、支气管、肺癌年龄别死亡率

气管、支气管、肺癌年龄别死亡率在0～45岁处于较低水平，在45岁以后随着年龄的增长呈波动上升趋势，在75～80岁年龄组达到高峰，为338.98/10万。女性年龄别变化趋势与合计变化趋势一致，在75～80岁年龄组达到高峰，为205.66/10万，男性在85+岁年龄组达到高峰，为479.23/10万（表6-49，图6-53）。

表 6-49 2015 年新疆生产建设兵团第七师气管、支气管、肺癌年龄别死亡情况

年龄组（岁）	合计（1/10 万）	男性		女性	
		死亡人数	死亡率（1/10 万）	死亡人数	死亡率（1/10 万）
0～1	0	0	0	0	0
1～5	0	0	0	0	0
5～10	0	0	0	0	0
10～15	0	0	0	0	0
15～20	0	0	0	0	0
20～25	0	0	0	0	0
25～30	0	0	0	0	0
30～35	0	0	0	0	0
35～40	0	0	0	0	0
40～45	0	0	0	0	0
45～50	24.96	5	50.09	0	0
50～55	38.17	2	28.87	3	48.61
55～60	40.73	2	52.78	1	27.96
60～65	70.65	1	36.25	3	103.34
65～70	97.43	4	190.20	1	33.01
70～75	248.04	7	340.47	5	179.73
75～80	338.98	10	457.67	4	205.66
80～85	196.27	3	293.26	1	98.52
85+	282.49	3	479.23	0	0

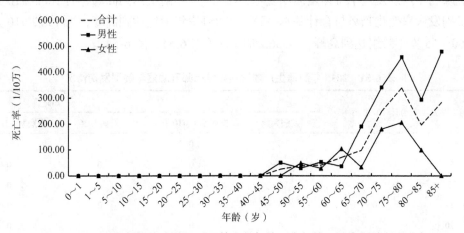

图 6-53 2015 年新疆生产建设兵团第七师气管、支气管、肺癌年龄别死亡率

6.7.2 乳腺癌发病与死亡情况

乳房（C50）

6.7.2.1 乳腺癌发病率

2015 年新疆生产建设兵团第七师乳腺癌新发病例共 52 例，其中男性 3 例，女性 49 例，性别比为 1∶16.33。乳腺癌粗发病率为 38.55/10 万，男性粗发病率为 4.52/10 万，中标率与世标率分别为 3.60/10 万与 2.93/10 万，女性粗发病率为 71.52/10 万，中标率与世标率分别为 53.24/10 万与 43.63/10 万。男性发病率明显低于女性，且女性发病率高于同期全国发病水平（表 6-50）。

6.7.2.2 乳腺癌死亡率

2015 年新疆生产建设兵团第七师乳腺癌死亡总数为 8 例，其中男性 0 例，女性 8 例。女性乳腺癌粗死亡率、中标率与世标率分别为 11.68/10 万、9.73/10 万与 7.95/10 万，且女性乳腺癌死亡率高于同期全国死亡水平（表 6-50）。

表 6-50　2015 年新疆生产建设兵团第七师乳腺癌发病与死亡情况

性别	例数	发病率（1/10 万）				例数	死亡率（1/10 万）			
		粗发病率	中标率	世标率	中国		粗死亡率	中标率	世标率	中国
男	3	4.52	3.60	2.93	—	0	0	0	0	—
女	49	71.52	53.24	43.63	31.54	8	11.68	9.73	7.95	6.67
合计	52	38.55	28.45	23.27	31.54	8	5.93	4.95	4.05	6.67

6.7.2.3 乳腺癌年龄别发病率

乳腺癌年龄别发病率总体呈波动变化，在 85+ 岁年龄组达到高峰，为 188.32/10 万。女性年龄别发病率变化趋势与合计基本一致，在 85+ 岁年龄组达到高峰，为 458.72/10 万。男性在 60～65 岁年龄组达到高峰，为 36.25/10 万（表 6-51，图 6-54）。

表 6-51　2015 年新疆生产建设兵团第七师乳腺癌年龄别发病情况

年龄组（岁）	合计（1/10 万）	男性		女性	
		发病人数	发病率（1/10 万）	发病人数	发病率（1/10 万）
0～1	0	0	0	0	0
1～5	0	0	0	0	0
5～10	0	0	0	0	0
10～15	0	0	0	0	0
15～20	0	0	0	0	0
20～25	0	0	0	0	0
25～30	11.84	0	0	1	22.40
30～35	0	0	0	0	0
35～40	11.12	0	0	1	20.81
40～45	59.26	1	12.30	9	102.93
45～50	69.88	0	0	14	139.26

续表

年龄组（岁）	合计（1/10万）	男性		女性	
		发病人数	发病率（1/10万）	发病人数	发病率（1/10万）
50~55	76.34	1	14.43	9	145.84
55~60	67.89	0	0	5	139.82
60~65	70.65	1	36.25	3	103.34
65~70	38.97	0	0	2	66.03
70~75	41.34	0	0	2	71.89
75~80	24.21	0	0	1	51.41
80~85	0	0	0	0	0
85+	188.32	0	0	2	458.72

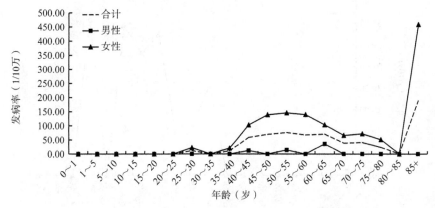

图 6-54　2015 年新疆生产建设兵团第七师乳腺癌年龄别发病率

6.7.2.4 乳腺癌年龄别死亡率

女性乳腺癌年龄别死亡率呈波动上升趋势，在 0~40 岁处于较低水平，在 70~75 岁年龄组达到高峰，为 35.95/10 万（表 6-52，图 6-55）。

表 6-52　2015 年新疆生产建设兵团第七师女性乳腺癌年龄别死亡情况

年龄组（岁）	死亡人数	死亡率（1/10万）
0~1	0	0
1~5	0	0
5~10	0	0
10~15	0	0
15~20	0	0
20~25	0	0
25~30	0	0
30~35	0	0
35~40	1	20.81
40~45	1	11.44

年龄组（岁）	死亡人数	死亡率（1/10万）
45～50	1	9.95
50～55	2	32.41
55～60	1	27.96
60～65	1	34.45
65～70	0	0
70～75	1	35.95
75～80	0	0
80～85	0	0
85+	0	0

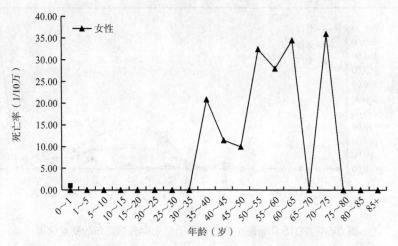

图 6-55　2015年新疆生产建设兵团第七师女性乳腺癌年龄别死亡率

6.7.3　肝癌发病与死亡情况

肝脏（C22）

6.7.3.1　肝癌发病率

2015年新疆生产建设兵团第七师肝癌新发病例共39例，其中男性30例，女性9例，性别比为3.33∶1。肝癌粗发病率为28.91/10万，男性粗发病率为45.20/10万，中标率与世标率分别为37.93/10万与31.31/10万；女性粗发病率为13.14/10万，中标率与世标率分别为8.18/10万与7.08/10万。男性发病率明显高于女性，且男性发病率高于同期全国发病水平（表6-53）。

6.7.3.2　肝癌死亡率

2015年新疆生产建设兵团第七师肝癌死亡总数为24例，其中男性18例，女性6例。肝癌粗死亡率为17.79/10万，男性粗死亡率、中标率与世标率分别为27.12/10万、21.81/10万与17.88/10万；女性粗死亡率、中标率与世标率分别为8.76/10万、5.25/10万与4.34/10万。

男性死亡率明显高于女性，且男、女性死亡率均低于同期全国死亡水平（表6-53）。

表6-53　2015年新疆生产建设兵团第七师肝癌发病与死亡情况

性别	例数	发病率（1/10万）				例数	死亡率（1/10万）			
		粗发病率	中标率	世标率	中国		粗死亡率	中标率	世标率	中国
男	30	45.20	37.93	31.31	27.00	18	27.12	21.81	17.88	23.32
女	9	13.14	8.18	7.08	8.79	6	8.76	5.25	4.34	7.56
合计	39	28.91	22.79	18.92	17.89	24	17.79	13.39	10.97	15.53

6.7.3.3　肝癌年龄别发病率

肝癌发病率在0～40岁处于较低水平，在40岁后随着年龄的增长呈波动上升趋势，在75～80岁年龄组达到高峰，为193.70/10万。男性在75～80岁年龄组达到高峰，为274.60/10万。女性年龄别发病率在80～85岁年龄组达到高峰，为197.04/10万（表6-54，图6-56）。

表6-54　2015年新疆生产建设兵团第七师肝癌年龄别发病情况

年龄组（岁）	合计（1/10万）	男性		女性	
		发病人数	发病率（1/10万）	发病人数	发病率（1/10万）
0～1	0	0	0	0	0
1～5	0	0	0	0	0
5～10	0	0	0	0	0
10～15	0	0	0	0	0
15～20	0	0	0	0	0
20～25	0	0	0	0	0
25～30	0	0	0	0	0
30～35	0	0	0	0	0
35～40	0	0	0	0	0
40～45	17.78	3	36.90	0	0
45～50	34.94	5	50.09	2	19.89
50～55	15.27	2	28.87	0	0
55～60	95.04	7	184.75	0	0
60～65	123.63	7	253.72	0	0
65～70	97.43	4	190.20	1	33.01
70～75	62.01	0	0	2	107.84
75～80	193.70	6	274.60	2	102.83
80～85	98.14	0	0	2	197.04
85+	0	0	0	0	0

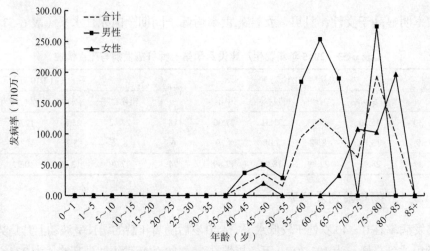

图 6-56　2015 年新疆生产建设兵团第七师肝癌年龄别发病率

6.7.3.4　肝癌年龄别死亡率

肝癌年龄别死亡率 0～40 岁处于较低水平，在 40 岁之后随着年龄的增长而呈波动上升趋势，在 80～85 岁年龄组时达到高峰，为 147.20/10 万。男性年龄别死亡率变化趋势与合计死亡率基本一致，在 75～80 岁年龄组达到高峰，为 137.30/10 万，女性年龄别死亡率在 80～85 岁年龄组达到高峰，为 197.04/10 万（表 6-55，图 6-57）。

表 6-55　2015 年新疆生产建设兵团第七师肝癌年龄别死亡情况

年龄组（岁）	合计（1/10 万）	男性		女性	
		死亡人数	死亡率（1/10 万）	死亡人数	死亡率（1/10 万）
0～1	0	0	0	0	0
1～5	0	0	0	0	0
5～10	0	0	0	0	0
10～15	0	0	0	0	0
15～20	0	0	0	0	0
20～25	0	0	0	0	0
25～30	0	0	0	0	0
30～35	0	0	0	0	0
35～40	0	0	0	0	0
40～45	11.85	2	24.60	0	0
45～50	14.97	0	0	3	29.84
50～55	22.90	3	43.30	0	0
55～60	67.89	5	131.96	0	0
60～65	17.66	1	36.25	0	0
65～70	19.49	1	47.55	0	0
70～75	41.34	2	97.28	0	0

续表

年龄组（岁）	合计（1/10万）	男性		女性	
		死亡人数	死亡率（1/10万）	死亡人数	死亡率（1/10万）
75～80	96.85	3	137.30	1	51.41
80～85	147.20	1	97.75	2	197.04
85+	0	0	0	0	0

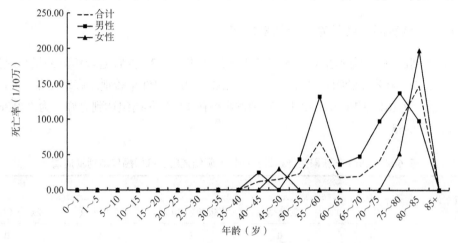

图6-57　2015年新疆生产建设兵团第七师肝癌年龄别死亡率

6.7.4 结直肠、肛门癌发病与死亡情况

结直肠、肛门（C18～C21）

6.7.4.1 结直肠、肛门癌发病率

2015年新疆生产建设兵团第七师结直肠、肛门癌新发病例共35例，其中男性13例，女性22例，性别比为0.59∶1。结直肠、肛门癌粗发病率为25.95/10万，男性粗发病率为19.59/10万，中标率与世标率分别为15.14/10万与12.28/10万；女性粗发病率为32.11/10万，中标率与世标率分别为26.25/10万与21.65/10万，女性发病率高于男性。此外，男性发病率低于同期全国发病水平，而女性发病率高于同期全国发病水平（表6-56）。

6.7.4.2 结直肠、肛门癌死亡率

2015年新疆生产建设兵团第七师结直肠、肛门癌死亡总数为14例，其中男性9例，女性5例。结直肠、肛门癌粗死亡率为10.38/10万，男性粗死亡率、中标率与世标率分别为13.56/10万、9.98/10万与8.73/10万，女性粗死亡率、中标率与世标率分别为7.30/10万、6.13/10万与5.60/10万，且男性死亡率高于女性死亡率（表6-56）。

表 6-56　2015 年新疆生产建设兵团第七师结直肠、肛门癌发病与死亡情况

性别	例数	发病率（1/10 万）				例数	死亡率（1/10 万）			
		粗发病率	中标率	世标率	中国		粗死亡率	中标率	世标率	中国
男	13	19.59	15.14	12.28	21.15	9	13.56	9.98	8.73	9.87
女	22	32.11	26.25	21.65	14.73	5	7.30	6.13	5.60	6.45
合计	35	25.95	20.75	17.00	17.89	14	10.38	7.90	7.02	8.11

6.7.4.3　结直肠、肛门癌年龄别发病率

结直肠、肛门癌发病率在 0～35 岁处于较低水平，在 35 岁后随着年龄的增长呈波动上升趋势，在 75～80 岁年龄组达到高峰，为 145.28/10 万。男性年龄别发病率在 60～65 岁年龄组达到高峰，为 181.23/10 万；女性年龄别发病率在 85+岁年龄组达到高峰，为 229.36/10 万（表 6-57，图 6-58）。

表 6-57　2015 年新疆生产建设兵团第七师结直肠、肛门癌年龄别发病情况

年龄组（岁）	合计（1/10 万）	男性		女性	
		发病人数	发病率（1/10 万）	发病人数	发病率（1/10 万）
0～1	0	0	0	0	0
1～5	0	0	0	0	0
5～10	0	0	0	0	0
10～15	0	0	0	0	0
15～20	0	0	0	0	0
20～25	0	0	0	0	0
25～30	0	0	0	0	0
30～35	0	0	0	0	0
35～40	22.25	0	0	2	41.61
40～45	11.85	1	12.30	1	11.44
45～50	34.94	3	30.05	4	39.79
50～55	7.63	0	0	0	16.20
55～60	40.73	0	0	3	83.89
60～65	141.29	5	181.23	3	103.34
65～70	0	0	0	0	0
70～75	41.34	0	0	3	71.89
75～80	145.28	3	137.30	3	154.24
80～85	49.07	0	0	1	98.52
85+	94.16	0	0	1	229.36

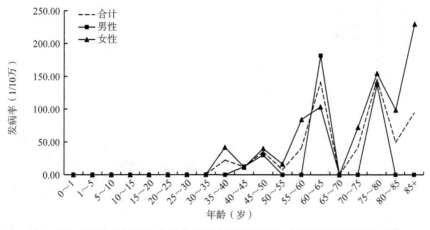

图 6-58　2015 年新疆生产建设兵团第七师结直肠、肛门癌年龄别发病率

6.7.4.4　结直肠、肛门癌年龄别死亡率

结直肠、肛门癌年龄别死亡率在 0～55 岁处于较低水平，在 55 岁以后随着年龄的增长呈波动上升趋势，在 85+岁年龄组达到高峰，为 376.65/10 万。男、女性年龄别死亡率变化趋势与合计死亡率基本一致，女性在 85+岁年龄组达到高峰，为 458.72/10 万；男性在 85+岁年龄组达高峰，为 319.49/10 万（表 6-58，图 6-59）。

表 6-58　2015 年新疆生产建设兵团第七师结直肠、肛门癌年龄别死亡情况

年龄组（岁）	合计（1/10 万）	男性		女性	
		死亡人数	死亡率（1/10 万）	死亡人数	死亡率（1/10 万）
0～1	0	0	0	0	0
1～5	0	0	0	0	0
5～10	0	0	0	0	0
10～15	0	0	0	0	0
15～20	0	0	0	0	0
20～25	0	0	0	0	0
25～30	0	0	0	0	0
30～35	0	0	0	0	0
35～40	0	0	0	0	0
40～45	5.93	1	12.30	0	0
45～50	0	0	0	0	0
50～55	0	0	0	0	0
55～60	13.58	0	0	1	27.96
60～65	35.32	2	72.49	0	0
65～70	0	0	0	0	0
70～75	41.34	1	48.64	1	35.95
75～80	72.64	2	91.53	1	51.41
80～85	49.07	1	97.75	0	0
85+	376.65	2	319.49	2	458.72

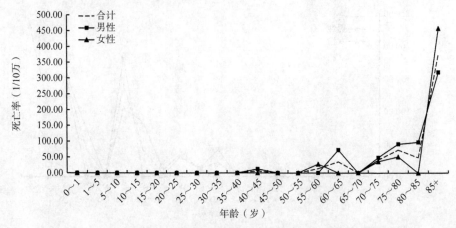

图 6-59　2015 年新疆生产建设兵团第七师结直肠、肛门癌年龄别死亡率

6.7.5　胃癌发病与死亡情况

胃（C16）

6.7.5.1　胃癌发病率

2015 年新疆生产建设兵团第七师胃癌新发病例共 28 例，其中男性 21 例，女性 7 例，性别比为 3∶1。胃癌粗发病率为 20.76/10 万，男性粗发病率为 31.64/10 万，中标率与世标率分别为 24.71/10 万与 20.99/10 万；女性粗发病率为 10.22/10 万，中标率与世标率分别为 7.00/10 万与 6.04/10 万，且男性发病率高于女性。此外，男、女性发病率均低于同期全国发病水平（表 6-59）。

6.7.5.2　胃癌死亡率

2015 年新疆生产建设兵团第七师胃癌死亡总数为 24 例，其中男性 16 例，女性 8 例。胃癌粗死亡率为 17.79/10 万，男性粗死亡率、中标率与世标率分别为 24.11/10 万、18.69/10 万与 16.03/10 万；女性粗死亡率、中标率与世标率分别为 11.68/10 万、8.41/10 万与 7.52/10 万，且男性死亡率高于女性。此外，男、女性死亡率均低于同期全国死亡水平（表 6-59）。

表 6-59　2015 年新疆生产建设兵团第七师胃癌发病与死亡情况

性别	例数	发病率（1/10 万）				例数	死亡率（1/10 万）			
		粗发病率	中标率	世标率	中国		粗死亡率	中标率	世标率	中国
男	21	31.64	24.71	20.99	23.28	16	24.11	18.69	16.03	19.04
女	7	10.22	7.00	6.04	11.32	8	11.68	8.41	7.52	10.59
合计	28	20.76	15.81	13.46	19.15	24	17.79	12.93	11.20	13.26

6.7.5.3　胃癌年龄别发病率

胃癌年龄别发病率在0～40岁处于较低水平,在40岁后随年龄增长而呈波动上升趋势,在75～80岁年龄组达到高峰,为121.07/10万。男性年龄别发病率在80～85岁年龄组达到高峰,为195.50/10万;女性在65～70岁年龄组达到高峰,为99.04/10万(表6-60,图6-60)。

表 6-60　2015 年新疆生产建设兵团第七师胃癌年龄别发病情况

年龄组（岁）	合计（1/10 万）	男性		女性	
		发病人数	发病率（1/10 万）	发病人数	发病率（1/10 万）
0～1	0	0	0	0	0
1～5	0	0	0	0	0
5～10	0	0	0	0	0
10～15	0	0	0	0	0
15～20	0	0	0	0	0
20～25	0	0	0	0	0
25～30	0	0	0	0	0
30～35	0	0	0	0	0
35～40	0	0	0	0	0
40～45	17.78	1	12.30	2	22.87
45～50	0	0	0	0	0
50～55	22.90	3	43.30	0	0
55～60	54.31	4	105.57	0	0
60～65	17.66	1	36.25	0	0
65～70	97.43	2	95.10	3	99.04
70～75	103.35	4	194.55	1	35.95
75～80	121.07	4	183.07	1	51.41
80～85	98.14	2	195.50	0	0
85+	0	0	0	0	0

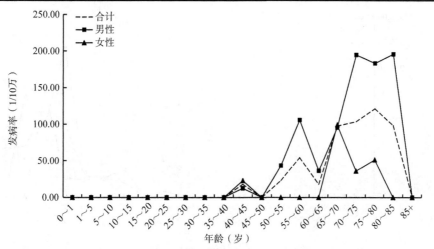

图 6-60　2015 年新疆生产建设兵团第七师胃癌年龄别发病率

6.7.5.4 胃癌年龄别死亡率

胃癌年龄别死亡率总体呈上升趋势，在 0～55 岁处于较低水平，在 55 岁以后随着年龄的增长呈波动上升趋势，在 75～80 岁年龄组达到高峰，为 169.49 /10 万。男性年龄别死亡率也呈波动上升趋势，在 70～75 岁年龄组达到高峰，为 291.83/10 万；女性年龄别死亡率在 85+岁年龄组达到高峰，为 229.36/10 万（表 6-61，图 6-61）。

表 6-61 2015 年新疆生产建设兵团第七师胃癌年龄别死亡情况

年龄组（岁）	合计（1/10 万）	男性		女性	
		死亡人数	死亡率（1/10 万）	死亡人数	死亡率（1/10 万）
0～1	0	0	0	0	0
1～5	0	0	0	0	0
5～10	0	0	0	0	0
10～15	0	0	0	0	0
15～20	0	0	0	0	0
20～25	0	0	0	0	0
25～30	0	0	0	0	0
30～35	0	0	0	0	0
35～40	0	0	0	0	0
40～45	0	0	0	0	0
45～50	4.99	1	10.02	0	0
50～55	0	0	0	0	0
55～60	27.16	2	52.78	0	0
60～65	35.32	1	36.25	1	34.45
65～70	38.97	1	47.55	1	33.01
70～75	144.69	6	291.83	1	35.95
75～80	169.49	3	137.30	4	205.66
80～85	98.14	2	195.50	0	0
85+	94.16	0	0	1	229.36

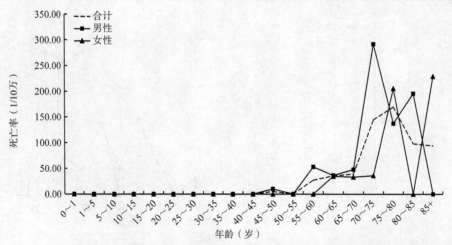

图 6-61 2015 年新疆生产建设兵团第七师胃癌年龄别死亡率

7 新疆生产建设兵团第八师肿瘤发病与死亡

7.1 基 本 情 况

7.1.1 新疆生产建设兵团第八师人口情况

2014～2015 年，新疆生产建设兵团第八师总人口 1 149 332 人，其中男性 576 288 人，占总人口的 50.14%；女性 573 044 人，占总人口的 49.86%（表 7-1，图 7-1）。

表 7-1　2014～2015 年新疆生产建设兵团第八师两年总人口情况

年龄组（岁）	合计	男性	女性
0～1	5 467	2 873	2 594
1～4	26 531	13 754	12 777
5～9	32 855	16 815	16 040
10～14	42 814	21 853	20 961
15～19	60 348	30 995	29 353
20～24	70 766	36 340	34 426
25～29	75 614	38 893	36 721
30～34	50 303	25 028	25 275
35～39	68 353	32 889	35 464
40～44	139 811	70 244	69 567
45～49	158 207	81 169	77 038
50～54	109 494	58 573	50 921
55～59	63 032	33 299	29 733
60～64	51 340	24 635	26 705
65～69	48 019	17 622	30 397
70～74	61 830	26 967	34 863
75～79	47 913	25 399	22 514
80～84	22 034	10 924	11 110
85+	14 601	8 016	6 585
合计	1 149 332	576 288	573 044

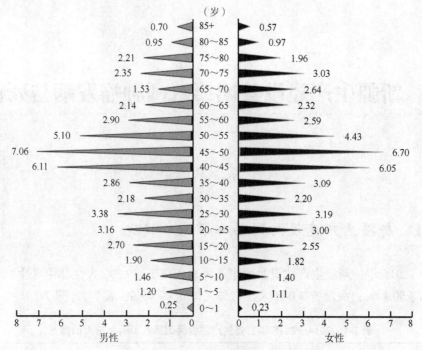

图7-1　2014～2015年新疆生产建设兵团第八师平两年总人口金字塔

7.1.2　登记处情况

2014年和2015年，新疆生产建设兵团第八师肿瘤登记处主要收集了石河子大学医学院第一附属医院、石河子市人民医院的肿瘤发病病例资料，并对数据进行了查重、核对，对仅有死亡医学证明的数据进行了补登等工作，最终形成了此次报告数据。

肿瘤死亡病例主要来自新疆生产建设兵团第八师疾病预防控制中心的死因登记数据，根据死因中肿瘤死亡患者的情况获得肿瘤患者的死亡时间；另外，本登记处已逐步开展肿瘤随访工作，将能够更加全面获取肿瘤患者的死亡时间。

肿瘤编码主要采用两套编码系统：一套以ICD-10编码系统进行编码，另一套采用ICD-O-3系统进行编码，对部位、形态学、组织学、行为学进行了编码。

对于诊断依据，本系统采用了病理诊断系统的信息，凡是有病理诊断的均登记为病理诊断，对于没有病理诊断结果的采用了医生病历信息，根据信息情况填写相应的诊断依据。

7.2　2014～2015年肿瘤发病与死亡情况

7.2.1　肿瘤发病率

2014～2015年新疆生产建设兵团第八师肿瘤新发病例共3801例，其中男性1904例，女性1897例，性别比为1.00：1。肿瘤粗发病率为330.71/10万，其中男性粗发病率为

330.39/10 万，中标率与世标率分别为 227.78/10 万与 201.98/10 万；女性粗发病率为 331.04/10 万，中标率与世标率分别为 227.13/10 万与 195.58/10 万。此外，男、女性发病率均高于同期全国发病水平（表 7-2，图 7-2，图 7-3）。

7.2.2　肿瘤死亡率

2014～2015 年新疆生产建设兵团第八师肿瘤死亡总数为 2286 例，其中男性 1333 例，女性 953 例，性别比为 1.40：1。肿瘤粗死亡率为 198.90/10 万，其中男性粗死亡率、中标率与世标率分别为 231.31/10 万、154.16/10 万与 136.04/10 万；女性粗死亡率、中标率与世标率分别为 166.30/10 万、107.95/10 万与 93.04/10 万。男、女性死亡率均高于同期全国死亡水平（表 7-2，图 7-2，图 7-3）。

表 7-2　2014～2015 年新疆生产建设兵团第八师肿瘤发病与死亡情况

性别	例数	发病率（1/10 万）				例数	死亡率（1/10 万）			
		粗发病率	中标率	世标率	中国		粗死亡率	中标率	世标率	中国
男	1904	330.39	227.78	201.98	209.00	1333	231.31	154.16	136.04	139.06
女	1897	331.04	227.13	195.58	174.24	953	166.30	107.95	93.04	76.06
合计	3801	330.71	224.21	196.11	190.64	2286	198.90	128.46	111.76	106.85

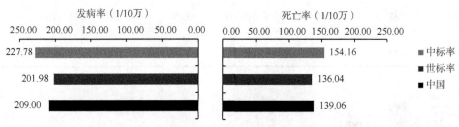

图 7-2　2014～2015 年全国肿瘤登记地区和第八师男性肿瘤发病、死亡率

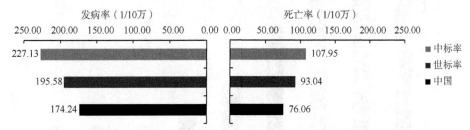

图 7-3　2014～2015 年全国肿瘤登记地区和第八师女性肿瘤发病、死亡率

7.2.3　肿瘤发病与死亡前 10 位

2014～2015 年新疆生产建设兵团第八师恶性肿瘤发病率居第 1 位的是气管、支气管、肺癌，发病率为 55.68/10 万，占全部新发病例的 16.84%，其次为结直肠、肛门癌，乳腺癌，

胃癌和肝癌等。男性肿瘤发病率居前 10 位的依次是结直肠、肛门癌，气管、支气管、肺癌，胃癌，肝癌，前列腺癌，食管癌，膀胱癌，淋巴瘤，肾及泌尿系统部位不明肿瘤和白血病。女性肿瘤发病率居第 1 位的为乳腺癌，其次为气管、支气管、肺癌，结直肠、肛门癌，胃癌，子宫颈癌，肝癌，卵巢癌，甲状腺癌，子宫体及子宫部位不明肿瘤和食管癌（表 7-3，图 7-4～图 7-6）。

表 7-3　2014～2015 年新疆生产建设兵团第八师发病前 10 位肿瘤

顺位	合计				男性				女性			
	部位及特定肿瘤	发病率(1/10 万)	构成比（%）	中标率(1/10 万)	部位及特定肿瘤	发病率(1/10 万)	构成比（%）	中标率(1/10 万)	部位及特定肿瘤	发病率(1/10 万)	构成比（%）	中标率(1/10 万)
1	气管、支气管、肺	55.68	16.84	36.98	结直肠、肛门	67.33	20.38	47.00	乳房	94.93	28.68	66.92
2	结直肠、肛门	50.55	15.29	34.01	气管、支气管、肺	55.35	16.75	36.69	气管、支气管、肺	56.02	16.92	38.30
3	乳房	47.85	14.47	33.95	胃	52.23	15.81	35.29	结直肠、肛门	33.68	10.17	22.46
4	胃	36.28	10.97	23.54	肝脏	27.59	8.35	19.99	胃	20.24	6.11	12.93
5	肝脏	20.71	6.26	14.36	前列腺	23.25	7.04	15.32	子宫颈	19.02	5.75	12.82
6	前列腺	11.66	3.53	7.33	食管	12.84	3.89	9.15	肝脏	13.79	4.16	9.17
7	食管	10.09	3.05	6.59	膀胱	11.80	3.57	8.44	卵巢	12.39	3.74	8.78
8	膀胱	9.48	2.87	6.36	淋巴瘤	7.98	2.42	5.82	甲状腺	11.69	3.53	8.29
9	子宫颈	9.48	2.87	6.48	肾及泌尿系统部位不明	6.25	1.89	4.70	子宫体及子宫部位不明	11.17	3.37	7.15
10	甲状腺	7.83	2.37	5.57	白血病	5.90	1.79	4.35	食管	7.33	2.21	4.37

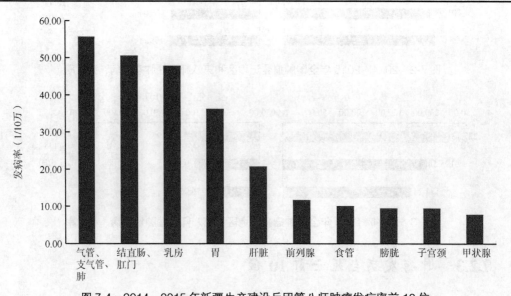

图 7-4　2014～2015 年新疆生产建设兵团第八师肿瘤发病率前 10 位

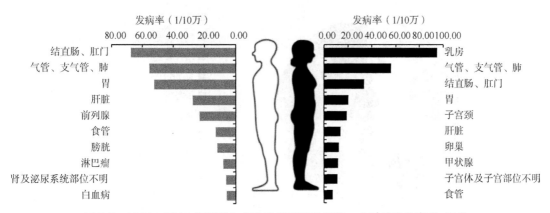

图 7-5 2014～2015 年新疆生产建设兵团第八师男、女肿瘤发病率前 10 位

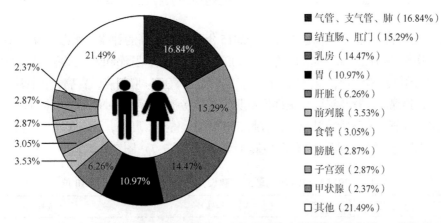

- 气管、支气管、肺（16.84%）
- 结直肠、肛门（15.29%）
- 乳房（14.47%）
- 胃（10.97%）
- 肝脏（6.26%）
- 前列腺（3.53%）
- 食管（3.05%）
- 膀胱（2.87%）
- 子宫颈（2.87%）
- 甲状腺（2.37%）
- 其他（21.49%）

图 7-6（A） 2014～2015 年新疆生产建设兵团第八师肿瘤发病率前 10 位构成

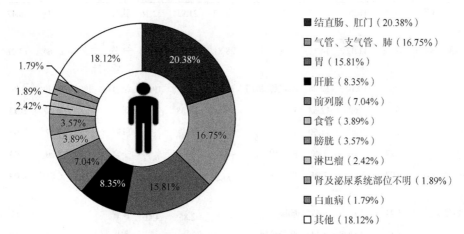

- 结直肠、肛门（20.38%）
- 气管、支气管、肺（16.75%）
- 胃（15.81%）
- 肝脏（8.35%）
- 前列腺（7.04%）
- 食管（3.89%）
- 膀胱（3.57%）
- 淋巴瘤（2.42%）
- 肾及泌尿系统部位不明（1.89%）
- 白血病（1.79%）
- 其他（18.12%）

图 7-6（B） 2014～2015 年新疆生产建设兵团第八师肿瘤发病率前 10 位构成（男）

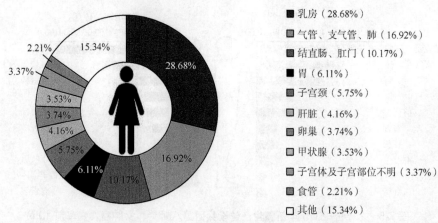

图 7-6（C） 2014～2015 年新疆生产建设兵团第八师肿瘤发病率前 10 位构成（女）

气管、支气管、肺癌是本地区 2014～2015 年死亡率最高的肿瘤，死亡率为 36.19/10 万，占全部死亡病例的 18.20%，其次是结直肠、肛门癌，胃癌，肝癌和乳腺癌等。男性肿瘤死亡率居前 10 位的依次是气管、支气管、肺癌，肝癌，结直肠、肛门癌，胃癌，食管癌，前列腺癌，白血病，胰腺癌，肾及泌尿系统部位不明肿瘤和膀胱癌。女性肿瘤死亡率居第 1 位的是乳腺癌，其次为气管、支气管、肺癌，结直肠、肛门癌，胃癌，肝癌，子宫颈癌，子宫体及子宫部位不明肿瘤，食管癌，卵巢癌和白血病（表 7-4，图 7-7～图 7-9）。

表 7-4 2014～2015 年新疆生产建设兵团第八师肿瘤死亡前 10 位

顺位	合计				男性				女性			
	部位及特定肿瘤	死亡率(1/10 万)	构成比（%）	中标率(1/10 万)	部位及特定肿瘤	死亡率(1/10 万)	构成比（%）	中标率(1/10 万)	部位及特定肿瘤	死亡率(1/10 万)	构成比（%）	中标率(1/10 万)
1	气管、支气管、肺	36.19	18.20	22.17	气管、支气管、肺	50.67	21.91	32.16	乳房	30.71	18.47	22.52
2	结直肠、肛门	22.62	11.37	14.18	肝脏	28.81	12.45	20.12	气管、支气管、肺	21.64	13.01	13.43
3	胃	20.10	10.10	12.26	结直肠、肛门	28.81	12.45	19.25	结直肠、肛门	16.40	9.86	9.55
4	肝脏	19.14	9.62	12.53	胃	28.63	12.38	19.99	胃	11.52	6.93	6.32
5	乳房	15.66	7.87	11.50	食管	10.41	4.50	18.86	肝脏	9.42	5.67	5.89
6	食管	8.27	4.16	5.40	前列腺	10.06	4.35	6.72	子宫颈	8.20	4.93	6.25
7	白血病	6.09	3.06	3.91	白血病	7.64	3.30	5.02	子宫体及子宫部位不明	6.81	4.09	4.45
8	前列腺	5.74	2.89	3.81	胰腺	6.59	2.85	4.46	食管	6.11	3.67	3.11
9	胰腺	5.13	2.58	3.14	肾及泌尿系统部位不明	5.03	2.18	3.26	卵巢	5.93	3.57	4.57
10	子宫颈	4.35	2.19	3.22	膀胱	4.34	1.88	2.72	白血病	4.54	2.73	2.88

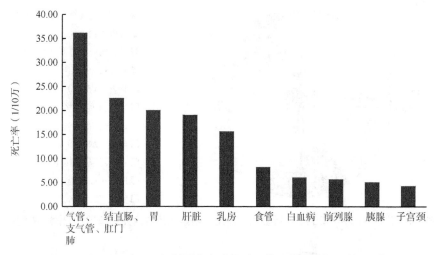

图 7-7　2014～2015 年新疆生产建设兵团第八师肿瘤死亡前 10 位

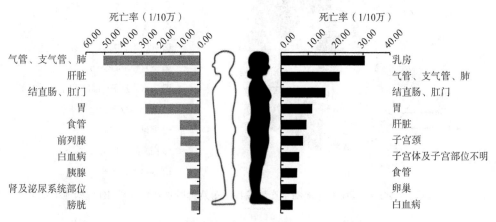

图 7-8　2014～2015 年新疆生产建设兵团第八师男、女肿瘤死亡率前 10 位

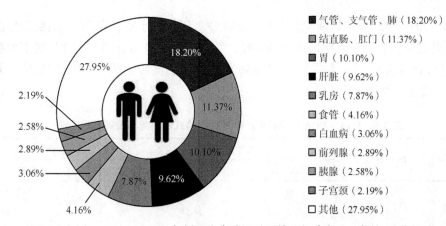

图 7-9（A）　2014～2015 年新疆生产建设兵团第八师肿瘤死亡率前 10 位构成

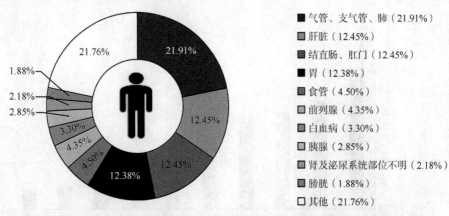

图 7-9（B） 2014～2015 年新疆生产建设兵团第八师肿瘤死亡率前 10 位构成（男）

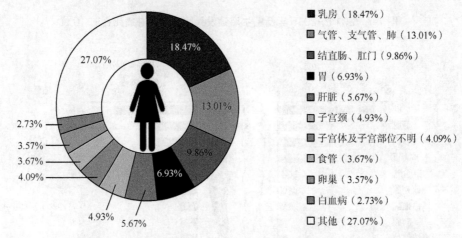

图 7-9（C） 2014～2015 年新疆生产建设兵团第八师肿瘤死亡率前 10 位构成（女）

7.2.4 肿瘤年龄别发病率

2014～2015 年肿瘤年龄别发病率在 0～30 岁处于较低水平，在 30 岁后随着年龄增长呈波动上升趋势，在 85+岁年龄组达到高峰，为 2321.76/10 万。男、女性年龄别发病率的变化趋势与合计发病率基本一致，在 85+岁年龄组达高峰，为 2247.53/10 万，男性为 2382.73/10 万（表 7-5，图 7-10）。

表 7-5　2014～2015 年新疆生产建设兵团第八师肿瘤年龄别发病情况

年龄组（岁）	合计(1/10 万)	男性		女性	
		发病人数	发病率（1/10 万）	发病人数	发病率（1/10 万）
0～1	18.29	0	0	1	38.55
1～5	11.31	2	14.54	1	7.83
5～10	18.26	3	17.84	3	18.70
10～15	9.34	3	13.73	1	4.77
15～20	6.63	3	9.68	1	3.41

续表

年龄组（岁）	合计（1/10万）	男性		女性	
		发病人数	发病率（1/10万）	发病人数	发病率（1/10万）
20~25	12.72	2	5.50	7	20.33
25~30	23.81	7	18.00	11	29.96
30~35	57.65	16	63.93	13	51.43
35~40	59.98	12	36.49	29	81.77
40~45	124.45	46	65.49	128	184.00
45~50	171.93	88	108.42	184	238.84
50~55	381.76	185	315.85	233	457.57
55~60	625.08	188	564.58	206	692.83
60~65	597.97	163	661.66	144	539.22
65~70	960.04	222	1259.79	239	786.26
70~75	832.93	294	1090.22	221	633.91
75~80	857.80	250	984.29	161	715.11
80~85	1792.68	229	2096.30	166	1494.15
85+	2321.76	191	2382.73	148	2247.53

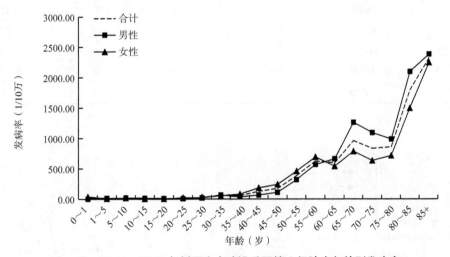

图7-10 2014~2015年新疆生产建设兵团第八师肿瘤年龄别发病率

7.2.5 肿瘤年龄别死亡率

2014~2015年肿瘤年龄别死亡率在0~45岁处于较低水平，在45岁之后随着年龄的增长呈波动上升趋势，在85+岁年龄组达到高峰，为1506.75/10万。其中，男性在85+岁年龄组达到高峰，为1796.41/10万，女性在85+岁年龄组达到高峰，为1154.14/10万（表7-6，图7-11）。

表 7-6　2014～2015 年新疆生产建设兵团第八师肿瘤年龄别死亡情况

年龄组（岁）	合计（1/10 万）	男性		女性	
		死亡人数	死亡率（1/10 万）	死亡人数	死亡率（1/10 万）
0～1	0	0	0	0	0
1～5	3.77	1	7.27	0	0
5～10	0	0	0	0	0
10～15	4.67	1	4.58	1	4.77
15～20	4.97	2	6.45	1	3.41
20～25	8.48	3	8.26	3	8.71
25～30	9.26	4	10.28	3	8.17
30～35	25.84	9	35.96	4	15.83
35～40	33.65	12	36.49	11	31.02
40～45	50.07	43	61.22	27	38.81
45～50	76.48	67	82.54	54	70.10
50～55	154.35	76	129.75	93	182.64
55～60	326.82	105	315.32	101	339.69
60～65	348.66	98	397.81	81	303.31
65～70	506.05	150	851.21	93	305.95
70～75	624.29	236	875.14	150	430.26
75～80	717.97	194	763.81	150	666.25
80～85	1329.76	188	1720.98	105	945.09
85+	1506.75	144	1796.41	76	1154.14

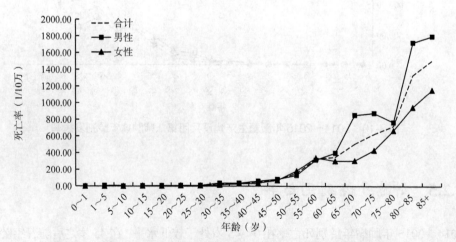

图 7-11　2014～2015 年新疆生产建设兵团第八师肿瘤年龄别死亡率

7.3 2014～2015 年肿瘤发病与死亡前 5 位情况

7.3.1 气管、支气管、肺癌发病与死亡情况

气管、支气管、肺（C33～C34）

7.3.1.1 气管、支气管、肺癌发病率

2014～2015 年新疆生产建设兵团第八师气管、支气管、肺癌新发病例共 640 例，其中男性 319 例，女性 321 例，性别比为 0.99∶1。气管、支气管、肺癌粗发病率为 55.68/10 万，男性粗发病率为 55.35/10 万，中标率与世标率分别为 36.69/10 万与 32.35/10 万；女性粗发病率为 56.02/10 万，中标率与世标率分别为 38.30/10 万与 32.18/10 万。男、女性发病率接近，其中男性发病率低于同期全国发病水平，女性发病率高于同期全国发病水平（表 7-7）。

7.3.1.2 气管、支气管、肺癌死亡率

2014～2015 年新疆生产建设兵团第八师气管、支气管、肺癌死亡总数为 416 例，其中男性 292 例，女性 124 例。气管、支气管、肺癌粗死亡率为 36.19/10 万，男性粗死亡率、中标率与世标率分别为 50.67/10 万、32.16/10 万与 28.45/10 万；女性分别为 21.64/10 万、13.43/10 万与 11.63/10 万。男性死亡率明显高于女性，但均低于同期全国死亡水平（表 7-7）。

表 7-7 2014～2015 年新疆生产建设兵团第八师气管、支气管、肺癌发病与死亡情况

性别	例数	发病率（1/10 万）				例数	死亡率（1/10 万）			
		粗发病率	中标率	世标率	中国		粗死亡率	中标率	世标率	中国
男	319	55.35	36.69	32.35	49.31	292	50.67	32.16	28.45	40.23
女	321	56.02	38.30	32.18	23.83	124	21.64	13.43	11.63	16.95
合计	640	55.68	36.98	31.80	36.34	416	36.19	22.17	19.44	28.33

7.3.1.3 气管、支气管、肺癌年龄别发病率

气管、支气管、肺癌年龄别发病率在 0～35 岁处于较低水平，在 35 岁后呈波动上升趋势，在 85+岁年龄组达到高峰，为 438.33/10 万。男、女性年龄别发病率变化趋势与合计发病率基本一致，男性在 85+岁年龄组达到高峰，为 561.38/10 万，女性为 288.53/10 万（表 7-8，图 7-12）。

表 7-8　2014～2015 年新疆生产建设兵团第八师气管、支气管、肺癌年龄别发病情况

年龄组（岁）	合计（1/10万）	男性		女性	
		发病人数	发病率（1/10万）	发病人数	发病率（1/10万）
0～1	0	0	0	0	0
1～5	0	0	0	0	0
5～10	0	0	0	0	0
10～15	2.34	0	0	1	4.77
15～20	0	0	0	0	0
20～25	1.41	1	2.75	0	0
25～30	0	0	0	0	0
30～35	3.98	1	4.00	1	3.96
35～40	13.17	1	3.04	8	22.56
40～45	26.46	7	9.97	30	43.12
45～50	35.40	7	8.62	49	63.60
50～55	61.19	25	42.68	42	82.48
55～60	106.30	30	90.09	37	124.44
60～65	91.55	31	125.84	16	59.91
65～70	135.36	32	181.59	33	108.56
70～75	156.88	51	189.12	46	131.95
75～80	118.97	39	153.55	18	79.95
80～85	317.69	49	448.55	21	189.02
85+	438.33	45	561.38	19	288.53

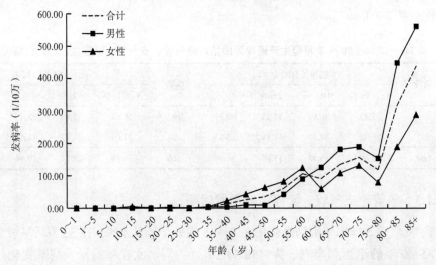

图 7-12　2014～2015 年新疆生产建设兵团第八师气管、支气管、肺癌年龄别发病率

7.3.1.4　气管、支气管、肺癌年龄别死亡率

气管、支气管、肺癌年龄别死亡率在 0～50 岁处于较低水平，在 50 岁以后随着年龄的增长呈波动上升趋势，在 85+岁年龄组达到高峰，为 301.35/10 万。男、女性年龄别死亡率

变化趋势与合计死亡率基本一致，男性在85+岁年龄组达到高峰，为449.10/10万，女性为121.49/10万（表7-9，图7-13）。

表 7-9 2014～2015 年新疆生产建设兵团第八师气管、支气管、肺癌年龄别死亡情况

年龄组（岁）	合计（1/10万）	男性		女性	
		死亡人数	死亡率（1/10万）	死亡人数	死亡率（1/10万）
0～1	0	0	0	0	0
1～5	0	0	0	0	0
5～10	0	0	0	0	0
10～15	0	0	0	0	0
15～20	1.66	0	0	1	3.41
20～25	2.83	2	5.50	0	0
25～30	0	0	0	0	0
30～35	1.99	1	4.00	0	0
35～40	2.93	2	6.08	0	0
40～45	5.72	7	9.97	1	1.44
45～50	11.38	11	13.55	7	9.09
50～55	21.01	12	20.49	11	21.60
55～60	50.77	19	57.06	13	43.72
60～65	52.59	17	69.01	10	37.45
65～70	93.71	31	175.92	14	46.06
70～75	122.92	53	196.54	23	65.97
75～80	150.27	48	188.98	24	106.60
80～85	295.00	54	485.17	12	108.01
85+	301.35	36	449.10	8	121.49

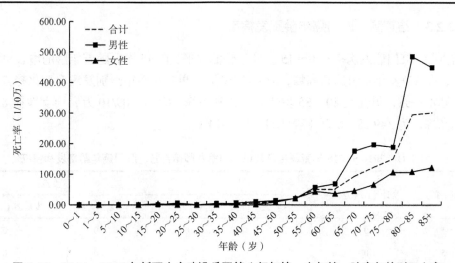

图 7-13 2014～2015 年新疆生产建设兵团第八师气管、支气管、肺癌年龄别死亡率

7.3.2 结直肠、肛门癌发病与死亡情况

结直肠、肛门（C18~C21）

7.3.2.1 结直肠、肛门癌发病率

2014~2015 年新疆生产建设兵团第八师结直肠、肛门癌新发病例共 581 例，其中男性 388 例，女性 193 例，性别比为 2.01∶1。结直肠、肛门癌粗发病率为 50.55/10 万，男性粗发病率为 67.33/10 万，中标率与世标率分别为 47.00/10 万与 41.36/10 万；女性粗发病率为 33.68/10 万，中标率与世标率分别为 22.46/10 万与 19.60/10 万，且男性发病率高于女性。此外，男、女性发病率均高于同期全国发病水平（表 7-10）。

7.3.2.2 结直肠、肛门癌死亡率

2014~2015 年新疆生产建设兵团第八师结直肠、肛门癌死亡总数为 260 例，其中男性 166 例，女性 94 例。结直肠、肛门癌粗死亡率为 22.62/10 万，男性粗死亡率、中标率与世标率分别为 28.81/10 万、19.25/10 万与 16.77/10 万，女性粗死亡率、中标率与世标率分别为 16.40/10 万、9.55/10 万与 8.54/10 万，且男性死亡率高于女性。此外，男、女性死亡率均高于同期全国死亡水平（表 7-10）。

表 7-10 2014~2015 年新疆生产建设兵团第八师结直肠、肛门癌发病与死亡情况

性别	例数	发病率（1/10 万）				例数	死亡率（1/10 万）			
		粗发病率	中标率	世标率	中国		粗死亡率	中标率	世标率	中国
男	388	67.33	47.00	41.36	21.15	166	28.81	19.25	16.77	9.87
女	193	33.68	22.46	19.60	14.73	94	16.40	9.55	8.54	6.45
合计	581	50.55	34.01	29.77	17.89	260	22.62	14.18	12.43	8.11

7.3.2.3 结直肠、肛门癌年龄别发病率

结直肠、肛门癌发病率在 0~45 岁处于较低水平，在 45 岁后随着年龄的增长呈波动上升趋势，在 85+岁年龄组达到高峰，335.59/10 万。男、女性年龄别发病率变化趋势与合计发病率基本一致，男性在 80~85 岁年龄组达到高峰，为 421.09/10 万，而女性在 85+岁年龄组达高峰，为 349.28/10 万（表 7-11，图 7-14）。

表 7-11 2014~2015 年新疆生产建设兵团第八师结直肠、肛门癌年龄别发病情况

年龄组（岁）	合计（1/10 万）	男性		女性	
		发病人数	发病率（1/10 万）	发病人数	发病率（1/10 万）
0~1	0	0	0	0	0
1~5	0	0	0	0	0
5~10	0	0	0	0	0

续表

年龄组（岁）	合计（1/10 万）	男性		女性	
		发病人数	发病率（1/10 万）	发病人数	发病率（1/10 万）
10～15	4.67	2	9.15	0	0
15～20	0	0	0	0	0
20～25	2.83	0	0	2	5.81
25～30	2.65	2	5.14	0	0
30～35	5.96	2	7.99	1	3.96
35～40	7.31	4	12.16	1	2.82
40～45	7.87	7	9.97	4	5.75
45～50	24.65	27	33.26	12	15.58
50～55	64.84	47	80.24	24	47.13
55～60	98.37	41	123.13	21	70.63
60～65	101.29	33	133.96	19	71.15
65～70	156.19	46	261.04	29	95.40
70～75	142.33	58	215.08	30	86.05
75～80	121.05	47	185.05	11	48.86
80～85	281.38	46	421.09	16	144.01
85+	335.59	26	324.35	23	349.28

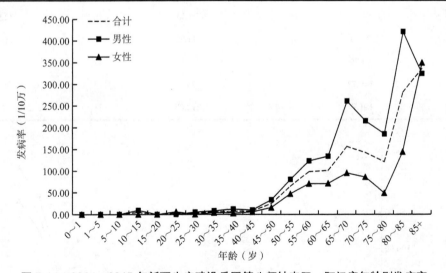

图 7-14　2014～2015 年新疆生产建设兵团第八师结直肠、肛门癌年龄别发病率

7.3.2.4　结直肠、肛门癌年龄别死亡率

结直肠、肛门癌年龄别死亡率在 0～45 岁处于较低水平，在 45 岁以后随着年龄的增长呈波动上升趋势，在 85+岁年龄组达到高峰，为 191.77/10 万。男性年龄别死亡率变化趋势与合计死亡率基本一致，在 85+岁年龄组达到高峰，为 212.08/10 万。女性年龄别死亡率在

0～60 岁处于较低水平，在 85+岁年龄组达高峰，为 167.05/10 万（表 7-12，图 7-15）。

表 7-12　2014～2015 年新疆生产建设兵团第八师结直肠、肛门癌年龄别死亡情况

年龄组（岁）	合计（1/10 万）	男性		女性	
		死亡人数	死亡率（1/10 万）	死亡人数	死亡率（1/10 万）
0～1	0	0	0	0	0
1～5	0	0	0	0	0
5～10	0	0	0	0	0
10～15	0	0	0	0	0
15～20	0	0	0	0	0
20～25	0	0	0	0	0
25～30	0	0	0	0	0
30～35	3.98	1	4.00	1	3.96
35～40	1.46	1	3.04	0	0
40～45	3.58	4	5.69	1	1.44
45～50	11.38	12	14.78	6	7.79
50～55	24.66	17	29.02	10	19.64
55～60	31.73	18	54.06	2	6.73
60～65	40.90	12	48.71	9	33.70
65～70	54.15	16	90.80	10	32.90
70～75	77.63	30	111.25	18	51.63
75～80	64.70	19	74.81	12	53.30
80～85	149.77	19	173.93	14	126.01
85+	191.77	17	212.08	11	167.05

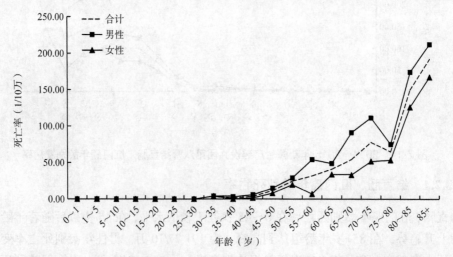

图 7-15　2014～2015 年新疆生产建设兵团第八师结直肠、肛门癌年龄别死亡率

7.3.3　乳腺癌发病与死亡情况

乳房（C50）

7.3.3.1　乳腺癌发病率

2014～2015 年新疆生产建设兵团第八师乳腺癌新发病例共 550 例，其中男性 6 例，女性 544 例，性别比为 0.01：1。乳腺癌粗发病率为 47.85/10 万，男性粗发病率为 1.04/10 万，中标率与世标率分别为 0.76/10 万与 0.72/10 万；女性乳腺癌粗发病率为 94.93/10 万，中标率与世标率分别为 66.93/10 万与 57.21/10 万，女性发病率明显高于男性，且高于同期全国发病水平（表 7-13）。

7.3.3.2　乳腺癌死亡率

2014～2015 年新疆生产建设兵团第八师乳腺癌死亡总数为 180 例，其中男性 4 例，女性 176 例。乳腺癌粗死亡率为 15.66/10 万，男性粗死亡率、中标率与世标率分别为 0.69/10 万、0.44/10 万与 0.35/10 万；女性粗死亡率、中标率与世标率分别为 30.71/10 万、22.52/10 万与 18.91/10 万。女性死亡率明显高于男性，且女性乳腺癌死亡率高于同期全国死亡水平（表 7-13）。

表 7-13　2014～2015 年新疆生产建设兵团第八师乳腺癌发病与死亡情况

性别	例数	发病率（1/10 万）				例数	死亡率（1/10 万）			
		粗发病率	中标率	世标率	中国		粗死亡率	中标率	世标率	中国
男	6	1.04	0.76	0.72	—	4	0.69	0.44	0.35	—
女	544	94.93	66.93	57.21	31.54	176	30.71	22.52	18.91	6.67
合计	550	47.85	33.95	29.15	31.54	180	15.66	11.50	9.69	6.67

7.3.3.3　乳腺癌年龄别发病率

乳腺癌年龄别发病率总体呈波动变化，女性在 85+岁年龄段达到发病高峰，为 485.95/10 万（表 7-14，图 7-16）。

表 7-14　2014～2015 年新疆生产建设兵团第八师乳腺癌年龄别发病情况

年龄组（岁）	合计（1/10 万）	男性		女性	
		发病人数	发病率（1/10 万）	发病人数	发病率（1/10 万）
0～1	0	0	0	0	0
1～5	3.77	0	0	1	7.83
5～10	3.04	0	0	1	6.23
10～15	0	0	0	0	0
15～20	0	0	0	0	0
20～25	2.83	0	0	2	5.81

续表

年龄组（岁）	合计（1/10 万）	男性		女性	
		发病人数	发病率（1/10 万）	发病人数	发病率（1/10 万）
25～30	7.94	0	0	6	16.34
30～35	5.96	0	0	3	11.87
35～40	11.70	0	0	8	22.56
40～45	30.04	0	0	42	60.37
45～50	39.19	0	0	62	80.48
50～55	72.15	0	0	79	155.14
55～60	99.95	0	0	63	211.89
60～65	85.70	0	0	44	164.76
65～70	137.45	3	17.02	63	207.26
70～75	71.16	0	0	44	126.21
75～80	108.53	1	3.94	51	226.53
80～85	199.69	1	9.15	43	387.04
85+	226.01	1	12.48	32	485.95

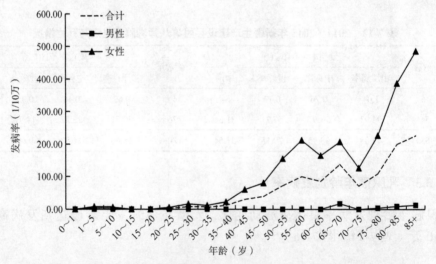

图 7-16　2014～2015 年新疆生产建设兵团第八师乳腺癌年龄别发病率

7.3.3.4　乳腺癌年龄别死亡率

乳腺癌年龄别死亡率在 0～45 岁处于较低水平，在 45 岁以后随着年龄的增长呈波动上升趋势，女性年龄别死亡率在 85+岁年龄组达到高峰，为 167.05/10 万（表 7-15，图 7-17）。

表 7-15　2014～2015 年新疆生产建设兵团第八师乳腺癌年龄别死亡情况

年龄组（岁）	合计（1/10万）	男性		女性	
		死亡人数	死亡率（1/10万）	死亡人数	死亡率（1/10万）
0～1	0	0	0	0	0
1～5	0	0	0	0	0
5～10	0	0	0	0	0
10～15	0	0	0	0	0
15～20	0	0	0	0	0
20～25	0	0	0	0	0
25～30	0	0	0	0	0
30～35	0	0	0	0	0
35～40	2.93	0	0	2	5.64
40～45	2.86	0	0	4	5.75
45～50	8.22	1	1.23	12	15.58
50～55	26.49	0	0	29	56.95
55～60	63.46	1	3.00	39	131.17
60～65	29.22	0	0	15	56.17
65～70	43.73	0	0	21	69.09
70～75	37.20	1	3.71	22	63.10
75～80	25.05	1	3.94	11	48.86
80～85	45.38	0	0	10	90.01
85+	75.34	0	0	11	167.05

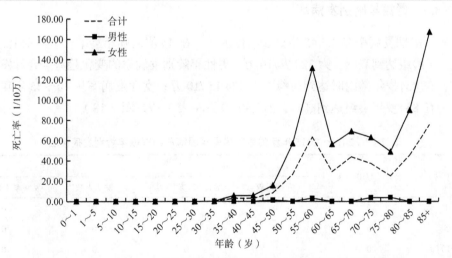

图 7-17　2014～2015 年新疆生产建设兵团第八师乳腺癌年龄别死亡率

7.3.4　胃癌发病与死亡情况

胃（C16）

7.3.4.1 胃癌发病率

2014～2015 年新疆生产建设兵团第八师胃癌新发病例共 417 例，其中男性 301 例，女性 116 例，性别比为 2.59∶1。胃癌粗发病率为 36.28/10 万，男性粗发病率为 52.23/10 万，中标率与世标率分别为 35.29/10 万与 31.04/10 万；女性粗发病率为 20.24/10 万，中标率与世标率分别为 12.94/10 万与 11.36/10 万，且男性发病率高于女性。此外，男、女性发病率均高于同期全国发病水平（表 7-16）。

7.3.4.2 胃癌死亡率

2014～2015 年新疆生产建设兵团第八师胃癌死亡总数为 231 例，其中男性 165 例，女性 66 例。胃癌粗死亡率为 20.10/10 万，男性粗死亡率、中标率与世标率分别为 28.63/10 万、18.86/10 万与 16.59/10 万；女性粗死亡率、中标率与世标率分别为 11.52/10 万、6.32/10 万与 5.50/10 万，且男性死亡率高于女性。此外，男、女性死亡率均低于同期全国死亡水平（表 7-16）。

表 7-16 2014～2015 年新疆生产建设兵团第八师胃癌发病与死亡情况

性别	例数	发病率（1/10 万）				例数	死亡率（1/10 万）			
		粗发病率	中标率	世标率	中国		粗死亡率	中标率	世标率	中国
男	301	52.23	35.29	31.04	23.28	165	28.63	18.86	16.59	19.04
女	116	20.24	12.94	11.36	11.32	66	11.52	6.32	5.50	10.59
合计	417	36.28	23.54	20.63	19.15	231	20.10	12.26	10.72	13.26

7.3.4.3 胃癌年龄别发病率

胃癌年龄别发病率在 0～45 岁处于较低水平，在 45 岁后随年龄增长呈波动上升趋势，在 85+岁年龄组达到高峰，为 328.74/10 万。男性年龄别发病率的变化趋势与合计发病率基本一致，在 85+岁年龄组时达到高峰，为 424.15 /10 万；女性发病率从 40～45 岁年龄组开始升高，在 85+岁年龄组达到高峰，212.60/10 万（表 7-17，图 7-18）。

表 7-17 2014～2015 年新疆生产建设兵团第八师胃癌年龄别发病情况

年龄组（岁）	合计（1/10 万）	男性		女性	
		发病人数	发病率（1/10 万）	发病人数	发病率（1/10 万）
0～1	0	0	0	0	0
1～5	0	0	0	0	0
5～10	0	0	0	0	0
10～15	0	0	0	0	0
15～20	0	0	0	0	0
20～25	0	0	0	0	0
25～30	1.32	0	0	1	2.72
30～35	5.96	2	7.99	1	3.96

续表

年龄组（岁）	合计（1/10 万）	男性		女性	
		发病人数	发病率（1/10 万）	发病人数	发病率（1/10 万）
35～40	5.85	3	9.12	1	2.82
40～45	9.30	5	7.12	8	11.50
45～50	15.80	19	23.41	6	7.79
50～55	31.05	27	46.10	7	13.75
55～60	61.87	31	93.10	8	26.91
60～65	54.54	19	77.13	9	33.70
65～70	131.20	41	232.66	22	72.38
70～75	90.57	42	155.75	14	40.16
75～80	123.14	47	185.05	12	53.30
80～85	199.69	31	283.78	13	117.01
85+	328.74	34	424.15	14	212.60

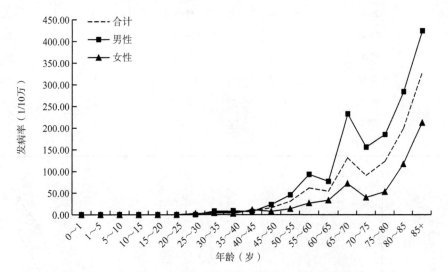

图 7-18　2014～2015 年新疆生产建设兵团第八师胃癌年龄别发病率

7.3.4.4 胃癌年龄别死亡率

胃癌年龄别死亡率总体呈波动变化趋势，在 0～50 岁处于较低水平，在 50 岁以后随着年龄的增长呈波动上升趋势，在 85+岁年龄组达到高峰，为 164.37/10 万。男性在 85+岁年龄组达到高峰，为 212.08 /10 万，女性死亡率在 85+岁年龄组达到高峰，为 106.30/10 万（表 7-18，图 7-19）。

表 7-18　2014～2015 年新疆生产建设兵团第八师胃癌年龄别死亡情况

年龄组（岁）	合计（1/10万）	男性		女性	
		死亡人数	死亡率（1/10万）	死亡人数	死亡率（1/10万）
0～1	0	0	0	0	0
1～5	0	0	0	0	0
5～10	0	0	0	0	0
10～15	0	0	0	0	0
15～20	0	0	0	0	0
20～25	0	0	0	0	0
25～30	0	0	0	0	0
30～35	3.98	2	7.99	0	0
35～40	1.46	1	3.04	0	0
40～45	6.44	4	5.69	5	7.19
45～50	6.95	8	9.86	3	3.89
50～55	13.70	12	20.49	3	5.89
55～60	26.97	16	48.05	1	3.36
60～65	25.32	9	36.53	4	14.98
65～70	52.06	18	102.15	7	23.03
70～75	74.40	33	122.37	13	37.29
75～80	89.75	26	102.37	17	75.51
80～85	113.46	19	173.93	6	54.01
85+	164.37	17	212.08	7	106.30

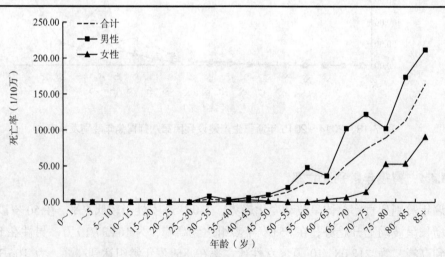

图 7-19　2014～2015 年新疆生产建设兵团第八师胃癌年龄别死亡率

7.3.5　肝癌发病与死亡情况

肝脏（C22）

7.3.5.1 肝癌发病率

2014～2015 年新疆生产建设兵团第八师肝癌新发病例共 238 例，其中男性 159 例，女性 79 例，性别比为 2.01∶1。肝癌粗发病率为 20.71/10 万，男性粗发病率为 27.59/10 万，中标率与世标率分别为 20.00 万/10 万与 17.37/10 万；女性粗发病率为 13.79/10 万，中标率与世标率分别为 9.17/10 万与 8.01/10 万。男性发病率明显高于女性，男性发病率低于同期全国发病水平，女性发病率高于同期全国发病水平（表 7-19）。

7.3.5.2 肝癌死亡率

2014～2015 年新疆生产建设兵团第八师肝癌死亡总数为 220 例，其中男性 166 例，女性 54 例。肝癌粗死亡率为 19.14/10 万，男性粗死亡率、中标率与世标率分别为 28.81/10 万、20.12/10 万与 18.10/10 万；女性粗死亡率、中标率与世标率分别为 9.42/10 万、5.89/10 万与 5.37/10 万。男性死亡率明显高于女性，但男、女性死亡率均低于同期全国死亡水平（表 7-19）。

表 7-19 2014～2015 年新疆生产建设兵团第八师肝癌发病与死亡情况

性别	例数	发病率（1/10 万）				例数	死亡率（1/10 万）			
		粗发病率	中标率	世标率	中国		粗死亡率	中标率	世标率	中国
男	159	27.59	20.00	17.37	27.00	166	28.81	20.12	18.10	23.32
女	79	13.79	9.17	8.01	8.79	54	9.42	5.89	5.37	7.56
合计	238	20.71	16.41	12.48	17.89	220	19.14	12.53	11.28	15.43

7.3.5.3 肝癌年龄别发病率

肝癌年龄别发病率在 0～50 岁处于较低水平，在 50 岁后随着年龄的增长呈波动上升趋，在 80～85 岁年龄组达到高峰，为 77.15/10 万。男性在 80～85 岁年龄组达到高峰，为 119.00/10 万；女性年龄别发病率在 85+岁年龄组达到高峰，为 60.74/10 万（表 7-20，图 7-20）。

表 7-20 2014～2015 年新疆生产建设兵团第八师肝癌年龄别发病情况

年龄组（岁）	合计（1/10 万）	男性		女性	
		发病人数	发病率（1/10 万）	发病人数	发病率（1/10 万）
0～1	0	0	0	0	0
1～5	0	0	0	0	0
5～10	0	0	0	0	0
10～15	0	0	0	0	0
15～20	0	0	0	0	0
20～25	2.83	0	0	2	5.81
25～30	2.65	2	5.14	0	0
30～35	7.95	3	11.99	1	3.96
35～40	1.46	1	3.04	0	0
40～45	7.87	7	9.97	4	5.75

续表

年龄组（岁）	合计（1/10 万）	男性		女性	
		发病人数	发病率（1/10 万）	发病人数	发病率（1/10 万）
45～50	9.48	11	13.55	4	5.19
50～55	26.49	19	32.44	10	19.64
55～60	33.32	14	42.04	7	23.54
60～65	48.69	20	81.19	5	18.72
65～70	70.81	17	96.47	17	55.93
70～75	71.16	27	100.12	17	48.76
75～80	56.35	23	90.55	4	17.77
80～85	77.15	13	119.00	4	36.00
85+	41.09	2	24.95	4	60.74

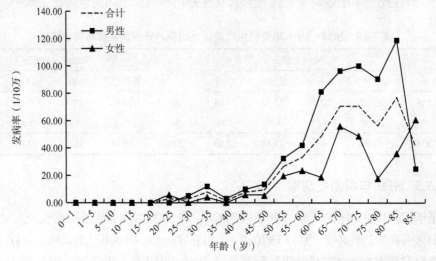

图 7-20　2014～2015 年新疆生产建设兵团第八师肝癌年龄别发病率

7.3.5.4　肝癌年龄别死亡率

肝癌年龄别死亡率 0～50 岁处于较低水平，在 50 岁之后随着年龄的增长呈波动上升趋势，在 80～85 岁年龄组时达到高峰，为 136.15 /10 万。男性年龄别死亡率变化趋势与合计死亡率基本一致，在 80～85 岁年龄组达到高峰，为 210.55 /10 万，女性年龄别死亡率也在 80～85 岁年龄组达到高峰，为 63.01 /10 万（表 7-21，图 7-21）。

表 7-21　2014～2015 年新疆生产建设兵团第八师肝癌年龄别死亡情况

年龄组（岁）	合计（1/10 万）	男性		女性	
		死亡人数	死亡率（1/10 万）	死亡人数	死亡率（1/10 万）
0～1	0	0	0	0	0
1～5	0	0	0	0	0
5～10	0	0	0	0	0
10～15	4.67	1	4.58	1	4.77

续表

年龄组（岁）	合计（1/10万）	男性		女性	
		死亡人数	死亡率（1/10万）	死亡人数	死亡率（1/10万）
15～20	1.66	1	3.23	0	0
20～25	2.83	0	0	2	5.81
25～30	1.32	1	2.57	0	0
30～35	5.96	3	11.99	0	0
35～40	1.46	1	3.04	0	0
40～45	5.01	6	8.54	1	1.44
45～50	5.69	8	9.86	1	1.30
50～55	13.70	11	18.78	4	7.86
55～60	20.62	11	33.03	2	6.73
60～65	33.11	13	52.77	4	14.98
65～70	64.56	23	130.52	8	26.32
70～75	63.08	29	107.54	10	28.68
75～80	64.70	21	82.68	10	44.42
80～85	136.15	23	210.55	7	63.01
85+	123.28	14	174.65	4	60.74

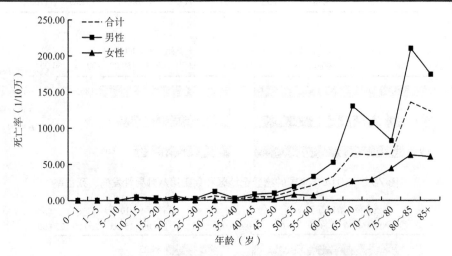

图 7-21　2014～2015 年新疆生产建设兵团第八师肝癌年龄别死亡率

7.4　2014 年肿瘤发病与死亡情况

7.4.1　肿瘤发病率

2014 年新疆生产建设兵团第八师肿瘤新发病例共 1935 例，其中男性 982 例，女性 953 例，性别比为 1.03∶1。肿瘤粗发病率为 334.57/10 万，其中男性粗发病率为 338.39/10 万，中标率与世标率分别为 238.49 万与 209.62/10 万；女性粗发病率为 330.72/10 万，中标率与世标率分别为 243.67/10 万与 204.33/10 万。此外，男、女性发病率均高于同期全国发病水平（表 7-22，图 7-22，图 7-23）。

7.4.2 肿瘤死亡率

2014 年新疆生产建设兵团第八师肿瘤死亡总数为 1192 例，其中男性 782 例，女性 410 例，性别比为 1.91∶1。肿瘤粗死亡率为 206.10/10 万，其中男性粗死亡率、中标率与世标率分别为 269.47/10 万、186.94/10 万与 162.19/10 万；女性粗死亡率、中标率与世标率分别为 142.28/10 万、89.25/10 万与 76.69/10 万。男、女性死亡率均高于同期全国死亡水平（表 7-22，图 7-22，图 7-23）。

表 7-22 2014 年新疆生产建设兵团第八师肿瘤发病与死亡情况

性别	例数	发病率（1/10 万）				例数	死亡率（1/10 万）			
		粗发病率	中标率	世标率	中国		粗死亡率	中标率	世标率	中国
男	982	338.39	238.49	209.62	209.00	782	269.47	186.94	162.19	139.06
女	953	330.72	243.67	204.33	174.24	410	142.28	89.25	76.69	76.06
合计	1935	334.57	240.98	206.83	190.64	1192	206.10	134.65	116.04	106.85

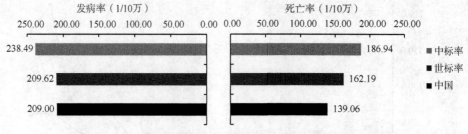

图 7-22 2014 年全国肿瘤登记地区和兵团第八师男性发病、死亡率

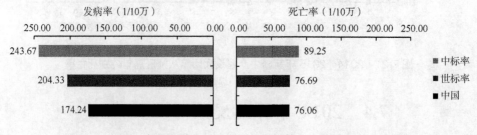

图 7-23 2014 年全国肿瘤登记地区和兵团第八师女性发病、死亡率

7.4.3 前 10 位发病和死亡肿瘤

2014 年新疆生产建设兵团第八师肿瘤发病率居第 1 位的是气管、支气管、肺癌，发病率为 63.63/10 万，占全部新发病例的 19.02%，其次为结直肠、肛门癌，乳腺癌，肝癌，胃

癌，前列腺癌，食管癌，子宫颈癌，膀胱癌和肾及泌尿系统部位不明部位癌。男性肿瘤发病率居前 10 位的依次是结直肠、肛门癌，肝癌，气管、支气管、肺癌，胃癌，前列腺癌，食管癌，口腔和咽喉癌，膀胱癌，肾及泌尿系统部位不明肿瘤和胰腺癌。女性肿瘤发病率居第 1 位的为乳腺癌，其次为气管、支气管、肺癌，结直肠、肛门癌，肝癌，胃癌，子宫颈癌，卵巢癌，甲状腺癌，食管癌和膀胱癌（表 7-23，图 7-24～图 7-26）。

表 7-23　2014 年新疆生产建设兵团第八师发病前 10 位肿瘤

顺位	合计				男性				女性			
	部位及特定肿瘤	发病率(1/10万)	构成比(%)	中标率(1/10万)	部位及特定肿瘤	发病率(1/10万)	构成比(%)	中标率(1/10万)	部位及特定肿瘤	发病率(1/10万)	构成比(%)	中标率(1/10万)
1	气管、支气管、肺	63.63	19.02	43.31	结直肠、肛门	58.24	17.21	51.53	乳房	87.45	26.44	68.68
2	结直肠、肛门	43.92	13.13	29.76	肝脏	51.00	15.07	48.56	气管、支气管、肺	76.35	23.08	54.24
3	乳房	43.57	13.02	34.02	气管、支气管、肺	51.00	15.07	44.17	结直肠、肛门	29.50	8.92	19.27
4	肝脏	38.04	11.37	27.11	胃	48.59	14.36	42.79	肝脏	24.99	7.56	17.05
5	胃	33.02	9.87	21.98	前列腺	19.64	5.80	16.36	胃	17.35	5.25	11.48
6	前列腺	9.86	2.95	6.16	食管	11.37	3.36	10.49	子宫颈	16.66	5.04	12.87
7	食管	9.34	2.79	6.05	口腔和咽喉	7.58	2.24	6.48	卵巢	9.02	2.73	6.73
8	子宫颈	8.30	2.48	6.41	膀胱	7.24	2.14	6.58	甲状腺	8.33	2.52	7.22
9	膀胱	7.26	2.17	5.37	肾及泌尿系统部位不明	6.55	1.93	6.67	食管	7.29	2.20	4.50
10	肾及泌尿系统部位不明	6.05	1.81	5.13	胰腺癌	4.82	1.43	3.81	膀胱	7.29	2.20	5.24

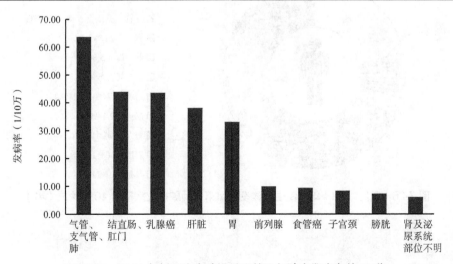

图 7-24　2014 年新疆生产建设兵团第八师肿瘤发病率前 10 位

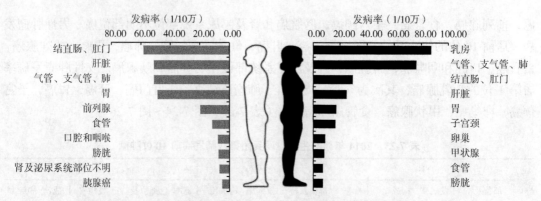

图 7-25　2014 年新疆生产建设兵团第八师男、女肿瘤发病率前 10 位

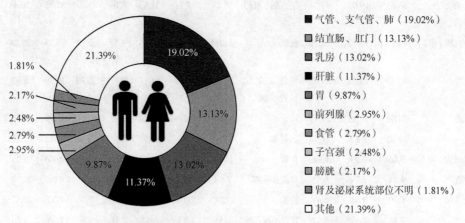

气管、支气管、肺（19.02%）
结直肠、肛门（13.13%）
乳房（13.02%）
肝脏（11.37%）
胃（9.87%）
前列腺（2.95%）
食管（2.79%）
子宫颈（2.48%）
膀胱（2.17%）
肾及泌尿系统部位不明（1.81%）
其他（21.39%）

图 7-26（A）　2014 年新疆生产建设兵团第八师肿瘤发病率前 10 位构成

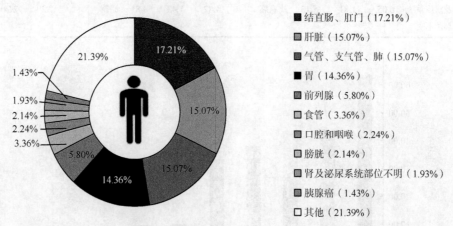

结直肠、肛门（17.21%）
肝脏（15.07%）
气管、支气管、肺（15.07%）
胃（14.36%）
前列腺（5.80%）
食管（3.36%）
口腔和咽喉（2.24%）
膀胱（2.14%）
肾及泌尿系统部位不明（1.93%）
胰腺癌（1.43%）
其他（21.39%）

图 7-26（B）　2014 年新疆生产建设兵团第八师肿瘤发病率前 10 位构成（男）

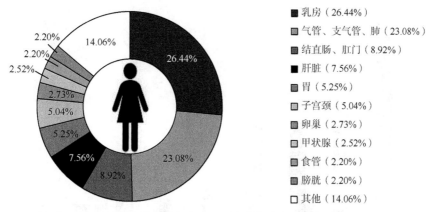

图 7-26（C）　2014 年新疆生产建设兵团第八师肿瘤发病率前 10 位构成（女）

　　气管、支气管、肺癌是本地区 2014 年死亡率最高的肿瘤，死亡率为 39.25/10 万，占全部死亡病例的 19.04%，其次是肝癌，胃癌，结直肠、肛门癌，食管癌，白血病，乳腺癌，前列腺癌，胰腺癌和淋巴瘤。男性肿瘤死亡率居前 10 位的依次是气管、支气管、肺癌，肝癌，胃癌，结直肠、肛门癌，食管癌，白血病，前列腺癌，胰腺癌，淋巴瘤和肾及泌尿系统部位不明肿瘤。女性肿瘤死亡率居第 1 位的是气管、支气管、肺癌，其次为结直肠、肛门癌，乳腺癌，胃癌，肝癌，食管癌，白血病，子宫颈癌，淋巴瘤和胰腺癌（表 7-24，图 7-27～图 7-29）。

表 7-24　2014 年新疆生产建设兵团第八师死亡前 10 位肿瘤

顺位	合计				男性				女性			
	部位及特定肿瘤	死亡率(1/10万)	构成比(%)	中标率(1/10万)	部位及特定肿瘤	死亡率(1/10万)	构成比(%)	中标率(1/10万)	部位及特定肿瘤	死亡率(1/10万)	构成比(%)	中标率(1/10万)
1	气管、支气管、肺	39.25	19.04	24.87	气管、支气管、肺	56.17	20.84	37.70	气管、支气管、肺	22.21	15.61	13.37
2	肝脏	25.59	12.42	17.62	肝脏	40.66	15.09	29.47	结直肠、肛门	14.92	10.49	9.69
3	胃	22.65	10.99	14.13	胃	33.08	12.28	22.43	乳房	13.88	9.76	8.79
4	结直肠、肛门	21.61	10.49	14.16	结直肠、肛门	28.26	10.49	18.83	胃	12.15	8.54	6.49
5	食管	10.03	4.87	6.74	食管	12.41	4.60	9.68	肝脏	10.41	7.31	7.17
6	白血病	7.43	3.61	4.87	白血病	9.65	3.58	6.44	食管	7.63	5.37	4.16
7	乳房	7.43	3.61	4.88	前列腺	9.65	3.58	7.39	白血病	5.21	3.66	3.38
8	前列腺	6.22	3.02	4.64	胰腺	8.61	3.20	5.92	子宫颈	4.16	2.93	1.87
9	胰腺	6.05	2.94	4.05	淋巴瘤	5.86	2.17	4.20	淋巴瘤	3.82	2.68	2.48
10	淋巴瘤	4.84	2.34	3.35	肾及泌尿系统部位不明	4.82	1.79	3.41	胰腺	3.47	2.44	2.48

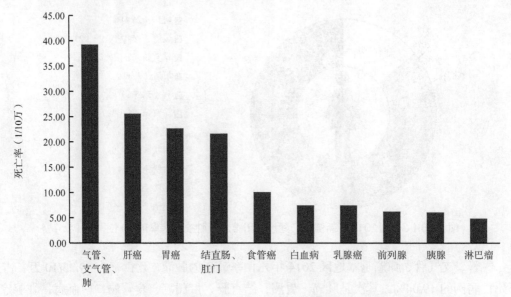

图 7-27　2014 年新疆生产建设兵团第八师肿瘤死亡率前 10 位

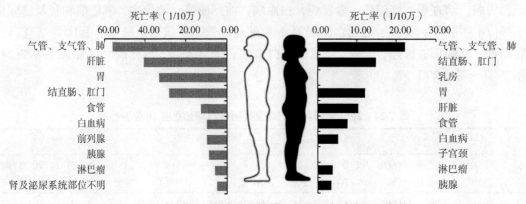

图 7-28　2014 年新疆生产建设兵团第八师男、女肿瘤死亡率前 10 位

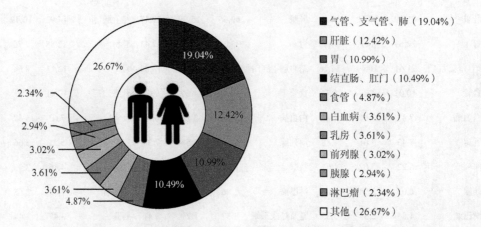

图 7-29（A）　2014 年新疆生产建设兵团第八师肿瘤死亡率前 10 位构成

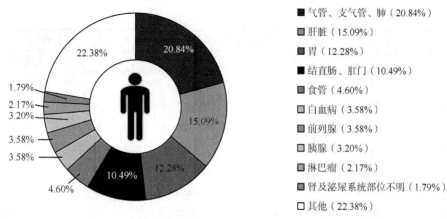

- ■ 气管、支气管、肺（20.84%）
- ▨ 肝脏（15.09%）
- ▨ 胃（12.28%）
- ■ 结直肠、肛门（10.49%）
- ▨ 食管（4.60%）
- ▨ 白血病（3.58%）
- ▨ 前列腺（3.58%）
- ▨ 胰腺（3.20%）
- ▨ 淋巴瘤（2.17%）
- ▨ 肾及泌尿系统部位不明（1.79%）
- □ 其他（22.38%）

图 7-29（B）　2014 年新疆生产建设兵团第八师肿瘤死亡率前 10 位构成（男）

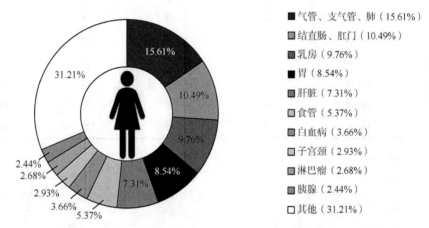

- ■ 气管、支气管、肺（15.61%）
- ▨ 结直肠、肛门（10.49%）
- ▨ 乳房（9.76%）
- ■ 胃（8.54%）
- ▨ 肝脏（7.31%）
- ▨ 食管（5.37%）
- □ 白血病（3.66%）
- ▨ 子宫颈（2.93%）
- ▨ 淋巴瘤（2.68%）
- ▨ 胰腺（2.44%）
- □ 其他（31.21%）

图 7-29（C）　2014 年新疆生产建设兵团第八师肿瘤死亡率前 10 位构成（女）

7.4.4　肿瘤年龄别发病率

2014 年肿瘤年龄别发病率在 0～35 岁处于较低水平，在 35 岁后呈波动上升趋，在 70～75 岁年龄组达到高峰，为 1053.68/10 万。男性年龄别发病率的变化趋势与合计基本一致，在 70～75 岁年龄组达高峰，为 1447.52/10 万；女性年龄别发病率在 55～60 岁年龄组达高峰，为 718.25/10 万（表 7-25，图 7-30）。

表 7-25　2014 年新疆生产建设兵团第八师肿瘤年龄别发病情况

年龄组（岁）	合计（1/10 万）	男性		女性	
		发病人数	发病率（1/10 万）	发病人数	发病率（1/10 万）
0～1	34.73	0	0	1	75.24
1～5	23.52	2	30.54	1	16.12
5～10	29.93	3	35.08	2	24.52
10～15	17.84	3	26.15	1	9.13
15～20	6.39	1	6.24	1	6.55

续表

年龄组（岁）	合计（1/10万）	男性		女性	
		发病人数	发病率（1/10万）	发病人数	发病率（1/10万）
20~25	19.27	2	10.71	5	28.33
25~30	35.61	5	26.52	8	45.32
30~35	83.15	12	96.24	9	70.38
35~40	97.10	10	55.83	26	135.68
40~45	222.35	40	107.76	124	338.42
45~50	295.36	72	178.18	159	420.62
50~55	388.73	78	283.72	122	509.25
55~60	611.75	85	516.28	106	718.25
60~65	651.67	89	744.02	75	568.01
65~70	848.49	95	1089.32	114	716.49
70~75	1053.68	215	1447.52	125	717.77
75~80	985.62	165	1421.68	53	504.19
80~85	859.68	76	1442.95	14	269.13
85+	458.25	29	682.03	7	194.23

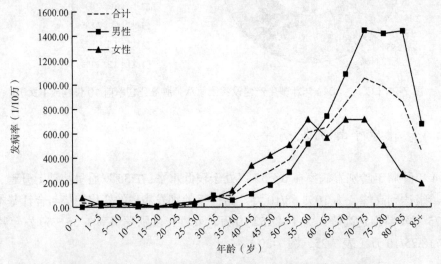

图 7-30　2014年新疆生产建设兵团第八师肿瘤年龄别发病率

7.4.5　肿瘤年龄别死亡率

　　2014年肿瘤年龄别死亡率在0~50岁处于较低水平，在50岁之后随着年龄的增长呈波动上升趋势，在75~80岁年龄组达到高峰，为940.41/10万。其中，男性在70~75岁年龄组达到高峰，死亡率为1238.81/10万，女性在75~80岁年龄组达到高峰，死亡率为665.91/10万（表7-26，图7-31）。

表 7-26　2014 年新疆生产建设兵团第八师肿瘤年龄别死亡情况

年龄组（岁）	合计（1/10万）	男性		女性	
		死亡人数	死亡率（1/10万）	死亡人数	死亡率（1/10万）
0~1	0	0	0	0	0
1~5	7.84	1	15.27	0	0
5~10	0	0	0	0	0
10~15	4.46	1	8.72	0	0
15~20	6.39	1	6.24	1	6.55
20~25	13.76	2	10.71	3	17.00
25~30	13.70	3	15.91	2	11.33
30~35	31.67	5	40.10	3	23.46
35~40	45.85	11	61.41	6	31.31
40~45	88.12	41	110.46	24	65.50
45~50	99.73	53	131.16	25	66.14
50~55	141.89	50	181.87	23	96.01
55~60	285.06	64	388.73	25	169.40
60~65	361.60	60	501.59	31	234.78
65~70	548.07	90	1031.99	45	282.82
70~75	889.43	184	1238.81	103	591.44
75~80	940.41	138	1189.04	70	665.91
80~85	869.23	59	1120.18	32	615.15
85+	458.25	19	446.85	17	471.70

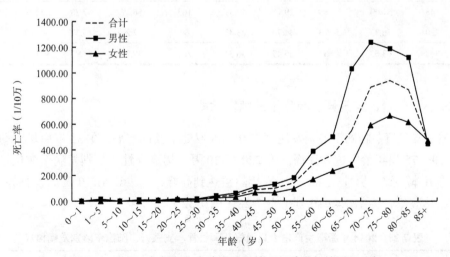

图 7-31　2014 年新疆生产建设兵团第八师肿瘤年龄别死亡率

7.5 2014 年肿瘤发病与死亡前 5 位情况

7.5.1 气管、支气管、肺癌发病与死亡情况

气管、支气管、肺（C33～C34）

7.5.1.1 气管、支气管、肺癌发病率

2014 年新疆生产建设兵团第八师气管、支气管、肺癌新发病例共 368 例，其中男性 148 例，女性 220 例，性别比为 1.49∶1。气管、支气管、肺癌粗发病率为 63.63/10 万，男性粗发病率为 51.00/10 万，中标率与世标率分别为 33.40/10 万与 29.11/10 万；女性粗发病率为 76.35/10 万，中标率与世标率分别为 54.23/10 万与 44.70/10 万。男性发病率明显低于女性，女性发病率高于同期全国发病水平（表 7-27）。

7.5.1.2 气管、支气管、肺癌死亡率

2014 年新疆生产建设兵团第八师气管、支气管、肺癌死亡总数为 227 例，其中男性 163 例，女性 64 例。气管、支气管、肺癌粗死亡率为 39.25/10 万，男性粗死亡率、中标率与世标率分别为 56.17/10 万、37.70/10 万与 32.61/10 万；女性粗死亡率、中标率与世标率分别为 22.21/10 万、13.37/10 万与 11.67/10 万。男性死亡率明显高于女性，但均低于同期全国死亡水平（表 7-27）。

表 7-27 2014 年新疆生产建设兵团第八师气管、支气管、肺癌发病与死亡情况

性别	例数	发病率（1/10 万）				例数	死亡率（1/10 万）			
		粗发病率	中标率	世标率	中国		粗死亡率	中标率	世标率	中国
男	148	51.00	33.40	29.11	49.31	163	56.17	37.70	32.61	40.23
女	220	76.35	54.23	44.70	23.83	64	22.21	13.37	11.67	16.95
合计	368	63.63	43.31	36.49	36.34	227	39.25	24.87	21.48	28.33

7.5.1.3 气管、支气管、肺癌年龄别发病率

气管、支气管、肺癌年龄别发病率在 0～35 岁处于较低水平，在 35 岁后呈波动上升趋势，在 70～75 岁年龄组达到高峰，为 220.13/10 万。男、女性年龄别发病率变化趋势与合计发病率基本一致，男性在 80～85 岁年龄组达到高峰，为 265.81/10 万，女性在 70～75 岁年龄组达高峰，为 189.49/10 万（表 7-28，图 7-32）。

表 7-28 2014 年新疆生产建设兵团第八师气管、支气管、肺癌年龄别发病情况

年龄组（岁）	合计（1/10 万）	男性		女性	
		发病人数	发病率（1/10 万）	发病人数	发病率（1/10 万）
0～1	0	0	0	0	0

年龄组（岁）	合计（1/10万）	男性		女性	
		发病人数	发病率（1/10万）	发病人数	发病率（1/10万）
1～5	0	0	0	0	0
5～10	0	0	0	0	0
10～15	4.46	0	0	1	9.13
15～20	0	0	0	0	0
20～25	2.75	1	5.35	0	0
25～30	0	0	0	0	0
30～35	7.92	1	8.02	1	7.82
35～40	21.58	0	0	8	41.75
40～45	50.16	7	18.86	30	81.88
45～50	66.49	5	12.37	47	124.34
50～55	73.86	10	36.37	28	116.88
55～60	102.49	9	54.66	23	155.85
60～65	103.31	14	117.04	12	90.88
65～70	138.03	13	149.07	21	131.98
70～75	220.03	38	255.84	33	189.49
75～80	158.24	26	224.02	9	85.62
80～85	171.94	14	265.81	4	76.89
85+	165.48	10	235.18	3	83.24

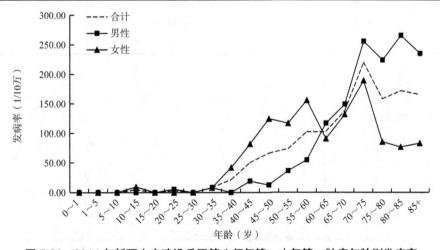

图 7-32　2014 年新疆生产建设兵团第八师气管、支气管、肺癌年龄别发病率

7.5.1.4　气管、支气管、肺癌年龄别死亡率

气管、支气管、肺癌年龄别死亡率在 0～55 岁处于较低水平，在 55 岁以后随着年龄的增长呈波动上升趋势，在 75～80 岁年龄组达到高峰，为 198.93/10 万。男性年龄别死亡率在 75～80 岁年龄组达到高峰，为 292.95/10 万；女性年龄别死亡率在 70～75 岁年龄组达到

高峰，为 114.84/10 万（表 7-29，图 7-33）。

表 7-29　2014 年新疆生产建设兵团第八师气管、支气管、肺癌年龄别死亡情况

年龄组（岁）	合计（1/10万）	男性		女性	
		死亡人数	死亡率（1/10万）	死亡人数	死亡率（1/10万）
0~1	0	0	0	0	0
1~5	0	0	0	0	0
5~10	0	0	0	0	0
10~15	0	0	0	0	0
15~20	3.20	0	0	1	6.55
20~25	5.51	2	10.71	0	0
25~30	0	0	0	0	0
30~35	3.96	1	8.02	0	0
35~40	5.39	2	11.17	0	0
40~45	10.85	7	18.86	1	2.73
45~50	14.06	8	19.80	3	7.94
50~55	11.66	5	18.19	1	4.17
55~60	54.45	12	72.89	5	33.88
60~65	71.53	12	100.32	6	45.44
65~70	101.49	17	194.93	8	50.28
70~75	192.14	42	282.77	20	114.84
75~80	198.93	34	292.95	10	95.13
80~85	181.49	14	265.81	5	96.12
85+	140.02	7	164.63	4	110.99

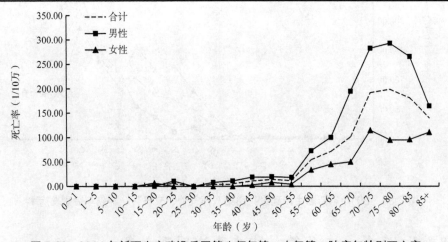

图 7-33　2014 年新疆生产建设兵团第八师气管、支气管、肺癌年龄别死亡率

7.5.2　结直肠、肛门癌发病与死亡情况

结直肠、肛门（C18~C21）

7.5.2.1 结直肠、肛门癌发病率

2014 年新疆生产建设兵团第八师结直肠、肛门癌新发病例共 254 例，其中男性 169 例，女性 85 例，性别比为 2.31∶1。结直肠、肛门癌粗发病率为 43.92/10 万，男性粗发病率为 58.24/10 万，中标率与世标率分别为 40.73/10 万与 35.59/10 万；女性粗发病率为 29.50/10 万，中标率与世标率分别为 19.27/10 万与 16.61/10 万，且男性发病率高于女性。此外，男、女性发病率均高于同期全国发病水平（表 7-30）。

7.5.2.2 结直肠、肛门癌死亡率

2014 年新疆生产建设兵团第八师结直肠、肛门癌死亡总数为 125 例，其中男性 82 例，女性 43 例。结直肠、肛门癌粗死亡为 21.61/10 万，男性粗死亡率、中标率与世标率分别为 28.26/10 万、18.84/10 万与 16.07/10 万，女性粗死亡率、中标率与世标率分别为 14.92/10 万、9.69/10 万与 8.45/10 万，且男性死亡率高于女性。此外，男、女性死亡率均高于同期全国死亡水平（表 7-30）。

表 7-30　2014 年新疆生产建设兵团第八师结直肠、肛门癌发病与死亡情况

性别	例数	发病率（1/10 万）				例数	死亡率（1/10 万）			
		粗发病率	中标率	世标率	中国		粗死亡率	中标率	世标率	中国
男	169	58.24	40.73	35.59	21.15	82	28.26	18.84	16.07	9.87
女	85	29.50	19.27	16.61	14.73	43	14.92	9.69	8.45	6.45
合计	254	43.92	29.76	25.85	17.89	125	21.61	14.16	12.14	8.11

7.5.2.3 结直肠、肛门癌年龄别发病率

结直肠、肛门癌发病率在 0～60 岁处于较低水平，在 60 岁后随着年龄的增长呈波动上升趋势，在 70～75 岁年龄组达到高峰，为 173.55/10 万。男性年龄别发病率在 75～80 岁年龄组达到高峰，为 249.87/10 万，女性也在 70～75 岁年龄组达高峰，为 114.84/10 万（表 7-31，图 7-34）。

表 7-31　2014 年新疆生产建设兵团第八师结直肠、肛门癌年龄别发病情况

年龄组（岁）	合计（1/10 万）	男性		女性	
		发病人数	发病率（1/10 万）	发病人数	发病率（1/10 万）
0～1	0	0	0	0	0
1～5	0	0	0	0	0
5～10	0	0	0	0	0
10～15	8.92	2	17.43	0	0
15～20	0	0	0	0	0
20～25	5.51	0	0	2	11.33
25～30	2.74	1	5.30	0	0
30～35	7.92	1	8.02	1	7.82

年龄组（岁）	合计（1/10 万）	男性		女性	
		发病人数	发病率（1/10 万）	发病人数	发病率（1/10 万）
35～40	8.09	3	16.75	0	0
40～45	12.20	5	13.47	4	10.92
45～50	37.08	18	44.54	11	29.10
50～55	40.82	15	54.56	6	25.04
55～60	60.85	15	91.11	4	27.10
60～65	99.34	15	125.40	10	75.73
65～70	125.85	15	172.00	16	100.56
70～75	173.55	36	242.38	20	114.84
75～80	162.76	29	249.87	7	66.59
80～85	114.62	10	189.86	2	38.45
85+	76.37	4	94.07	2	55.49

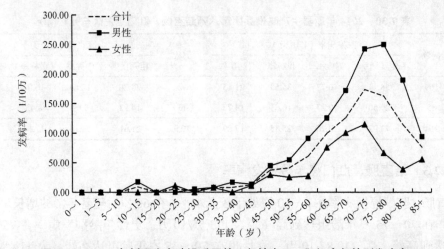

图 7-34 2014 年新疆生产建设兵团第八师结直肠、肛门癌年龄别发病率

7.5.2.4 结直肠、肛门癌年龄别死亡率

结直肠、肛门癌年龄别死亡率在 0～60 岁处于较低水平，在 60 岁以后随着年龄的增长呈波动上升趋势，在 80～85 岁年龄组达到高峰，为 95.52/10 万。男性年龄别死亡率变化趋势与合计死亡率基本一致，在 80～85 岁年龄组达到高峰，为 132.90/10 万。女性年龄别死亡率一直处于较低水平，在 80～85 岁年龄组达高峰，为 57.67/10 万（表 7-32，图 7-35）。

表 7-32 2014 年新疆生产建设兵团第八师结直肠、肛门癌年龄别死亡情况

年龄组（岁）	合计（1/10 万）	男性		女性	
		死亡人数	死亡率（1/10 万）	死亡人数	死亡率（1/10 万）
0～1	0	0	0	0	0
1～5	0	0	0	0	0

续表

年龄组（岁）	合计（1/10万）	男性		女性	
		死亡人数	死亡率（1/10万）	死亡人数	死亡率（1/10万）
5～10	0	0	0	0	0
10～15	0	0	0	0	0
15～20	0	0	0	0	0
20～25	0	0	0	0	0
25～30	0	0	0	0	0
30～35	3.96	0	0	1	7.82
35～40	2.70	1	5.58	0	0
40～45	5.42	3	8.08	1	2.73
45～50	17.90	9	22.27	5	13.23
50～55	27.21	9	32.74	5	20.87
55～60	28.83	8	48.59	1	6.78
60～65	47.68	5	41.80	7	53.01
65～70	52.78	7	80.27	6	37.71
70～75	89.87	19	127.92	10	57.42
75～80	72.34	12	103.39	4	38.05
80～85	95.52	7	132.90	3	57.67
85+	25.46	2	47.04	0	0

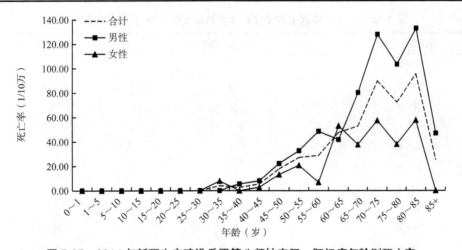

图 7-35　2014 年新疆生产建设兵团第八师结直肠、肛门癌年龄别死亡率

7.5.3　乳腺癌发病与死亡情况

乳房（C50）

7.5.3.1　乳腺癌发病率

2014 年新疆生产建设兵团第八师乳腺癌新发病例共 252 例，均为女性。女性乳腺癌粗

发病率为 87.45/10 万，中标率与世标率分别为 68.68/10 万与 56.56/10 万，且女性乳腺癌发病率高于同期全国发病水平（表 7-33）。

7.5.3.2 乳腺癌死亡率

2014 年新疆生产建设兵团第八师乳腺癌死亡总数为 43 例，其中男性 3 例，女性 40 例。乳腺癌粗死亡率为 7.43/10 万，男性乳腺癌粗死亡率、中标率与世标率分别为 1.03/10 万、0.73/10 万与 0.58/10 万，女性乳腺癌粗死亡率、中标率与世标率分别为 13.88/10 万、8.79/10 万与 17.66/10 万，且女性乳腺癌死亡率高于同期全国死亡水平（表 7-33）。

表 7-33　2014 年新疆生产建设兵团第八师乳腺癌发病与死亡情况

性别	例数	发病率（1/10 万）				例数	死亡率（1/10 万）			
		粗发病率	中标率	世标率	中国		粗死亡率	中标率	世标率	中国
男	0	0	0	0	—	3	1.03	0.73	0.58	—
女	252	87.45	68.68	56.56	31.54	40	13.88	8.79	17.66	6.67
合计	252	43.57	34.02	28.10	31.54	43	7.43	4.88	4.11	6.67

7.5.3.3 乳腺癌年龄别发病率

乳腺癌年龄别发病率总体呈波动上升趋势，在 55～60 岁年龄段达到高峰，高峰时发病率为 250.71/10 万（表 7-34，图 7-36）。

表 7-34　2014 年新疆生产建设兵团第八师女性乳腺癌年龄别发病情况

年龄组（岁）	发病人数	发病率（1/10 万）
0～1	0	0
1～5	1	16.12
5～10	0	0
10～15	0	0
15～20	0	0
20～25	1	5.67
25～30	5	28.33
30～35	2	15.64
35～40	7	36.53
40～45	40	109.17
45～50	52	137.56
50～55	44	183.66
55～60	37	250.71
60～65	18	136.32
65～70	17	106.84
70～75	17	97.62
75～80	10	95.13

年龄组（岁）	发病人数	发病率（1/10万）
80～85	1	19.22
85+	0	0

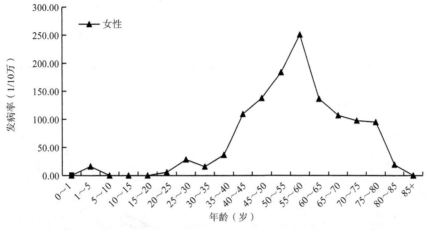

图 7-36　2014 年新疆生产建设兵团第八师女性乳腺癌年龄别发病率

7.5.3.4　乳腺癌年龄别死亡率

乳腺癌年龄别死亡率在 0～35 岁处于较低水平，35 岁以后随着年龄的增长呈波动上升趋势，在 80～85 岁年龄组达到高峰，为 47.76/10 万，女性年龄别死亡率变化趋势与合计基本一致，在 80～85 岁年龄组达到高峰，为 96.12/10 万（表 7-35，图 7-37）。

表 7-35　2014 年新疆生产建设兵团第八师乳腺癌年龄别死亡情况

年龄组（岁）	合计（1/10万）	男性		女性	
		死亡人数	死亡率（1/10万）	死亡人数	死亡率（1/10万）
0～1	0	0	0	0	0
1～5	0	0	0	0	0
5～10	0	0	0	0	0
10～15	0	0	0	0	0
15～20	0	0	0	0	0
20～25	0	0	0	0	0
25～30	0	0	0	0	0
30～35	0	0	0	0	0
35～40	5.39	0	0	2	10.44
40～45	5.42	0	0	4	10.92
45～50	3.84	1	2.47	2	5.29
50～55	5.83	0	0	3	12.52
55～60	12.81	1	6.07	3	20.33
60～65	3.97	0	0	1	7.57

续表

年龄组（岁）	合计（1/10 万）	男性		女性	
		死亡人数	死亡率（1/10 万）	死亡人数	死亡率（1/10 万）
65～70	16.24	0	0	4	25.14
70～75	40.29	1	6.73	12	68.91
75～80	13.56	0	0	3	28.54
80～85	47.76	0	0	5	96.12
85+	12.73	0	0	1	27.75

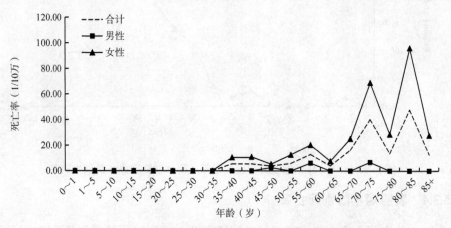

图 7-37　2014 年新疆生产建设兵团第八师乳腺癌年龄别死亡率

7.5.4　肝癌发病与死亡情况

肝脏（C22）

7.5.4.1　肝癌发病率

2014 年新疆生产建设兵团第八师肝癌新发病例共 220 例，其中男性 148 例，女性 72 例，性别比为 2.06∶1。肝癌粗发病率为 38.04/10 万，男性粗发病率为 51.00/10 万，中标率与世标率分别为 37.82/10 万与 32.87/10 万；女性粗发病率为 24.99/10 万，中标率与世标率分别为 17.05/10 万与 14.77/10 万。男性发病率明显高于女性，且男、女发病率均高于同期全国发病水平（表 7-36）。

7.5.4.2　肝癌死亡率

2014 年新疆生产建设兵团第八师肝癌死亡总数为 148 例，其中男性 118 例，女性 30 例，性别比为 3.93∶1。肝癌粗死亡率为 25.59/10 万，男性粗死亡率、中标率与世标率分别为 40.66/10 万、29.47/10 万与 26.45/10 万；女性粗死亡率、中标率与世标率分别为 10.41/10 万、7.17/10 万与 6.64/10 万。男性死亡率明显高于女性，且男性死亡率高于同期全国死亡水平（表 7-36）。

表 7-36　2014 年新疆生产建设兵团第八师肝癌发病与死亡情况

性别	例数	发病率（1/10 万）				例数	死亡率（1/10 万）			
		粗发病率	中标率	世标率	中国		粗死亡率	中标率	世标率	中国
男	148	51.00	37.82	32.87	27.00	118	40.66	29.47	26.45	12.32
女	72	24.99	17.05	14.77	8.79	30	10.41	7.17	6.64	7.59
合计	220	38.04	27.11	23.51	17.89	148	25.59	17.62	17.28	15.53

7.5.4.3　肝癌年龄别发病率

肝癌年龄别发病率在 0～50 岁处于较低水平，在 50 岁后随着年龄的增长呈波动上升趋势，在 70～75 岁年龄组达到高峰，为 136.36/10 万。男性年龄别发病率在 80～85 岁年龄组达到高峰，为 189.86/10 万。女性年龄别发病率在 65～70 岁年龄组达到高峰，为 106.84/10 万（表 7-37，图 7-38）。

表 7-37　2014 年新疆生产建设兵团第八师肝癌年龄别发病情况

年龄组（岁）	合计（1/10 万）	男性		女性	
		发病人数	发病率（1/10 万）	发病人数	发病率（1/10 万）
0～1	0	0	0	0	0
1～5	0	0	0	0	0
5～10	0	0	0	0	0
10～15	0	0	0	0	0
15～20	0	0	0	0	0
20～25	5.51	0	0	2	11.33
25～30	5.48	2	10.61	0	0
30～35	15.84	3	24.06	1	7.82
35～40	2.70	1	5.58	0	0
40～45	14.91	7	18.86	4	10.92
45～50	15.34	9	22.27	3	7.94
50～55	52.48	18	65.47	9	37.57
55～60	64.06	13	78.96	7	47.43
60～65	99.34	20	167.20	5	37.87
65～70	129.91	15	172.00	17	106.84
70～75	136.36	27	181.78	17	97.62
75～80	113.03	21	180.94	4	38.05
80～85	124.18	10	189.86	3	57.67
85+	25.46	2	47.04	0	0

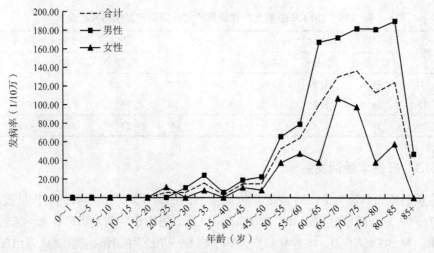

图 7-38　2014 年新疆生产建设兵团第八师肝癌年龄别发病率

7.5.4.4　肝癌年龄别死亡率

肝癌年龄别死亡率在 0～50 岁处于较低水平，在 50 岁之后随着年龄的增长呈波动上升趋势，在 80～85 岁年龄组时达到高峰，为 143.28/10 万。男性年龄别死亡率在 80～85 岁年龄组达到高峰，为 284.79/10 万，女性年龄别死亡率在 85+岁年龄组达到高峰，为 55.49/10 万（表 7-38，图 7-39）。

表 7-38　2014 年新疆生产建设兵团第八师肝癌年龄别死亡情况

年龄组（岁）	合计（1/10 万）	男性		女性	
		死亡人数	死亡率（1/10 万）	死亡人数	死亡率（1/10 万）
0～1	0	0	0	0	0
1～5	0	0	0	0	0
5～10	0	0	0	0	0
10～15	4.46	1	8.72	0	0
15～20	3.20	1	6.24	0	0
20～25	5.51	0	0	2	11.33
25～30	2.74	1	5.30	0	0
30～35	11.88	3	24.06	0	0
35～40	2.70	1	5.58	0	0
40～45	8.13	6	16.16	0	0
45～50	8.95	6	14.85	1	2.65
50～55	23.32	8	29.10	4	16.70
55～60	28.83	7	42.52	2	13.55
60～65	51.66	9	75.24	4	30.29
65～70	85.25	16	183.47	5	31.42
70～75	105.37	25	168.32	9	51.68
75～80	81.38	17	146.48	1	9.51
80～85	143.28	15	284.79	0	0
85+	50.92	2	47.04	2	55.49

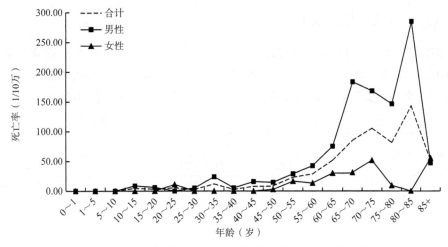

图 7-39　2014 年新疆生产建设兵团第八师肝癌年龄别死亡率

7.5.5　胃癌发病与死亡情况

胃（C16）

7.5.5.1　胃癌发病率

2014 年新疆生产建设兵团第八师胃癌新发病例共 191 例，其中男性 141 例，女性 50 例，性别比为 2.82∶1。胃癌粗发病率为 33.02/10 万，其中男性粗发病率为 48.59/10 万，中标率与世标率分别为 33.58/10 万与 28.77/10 万；女性粗发病率为 17.35/10 万，中标率与世标率分别为 11.48/10 万与 9.82/10 万，且男性发病率高于女性。此外，男、女性发病率均高于同期全国发病水平（表 7-39）。

7.5.5.2　胃癌死亡率

2014 年新疆生产建设兵团第八师胃癌死亡总数为 131 例，其中男性 96 例，女性 35 例。胃癌粗死亡率为 22.65/10 万，男性粗死亡率、中标率与世标率分别为 33.08/10 万、22.44/10 万与 19.28/10 万；女性粗死亡率、中标率与世标率分别为 12.15 万、6.49/10 万与 5.49/10 万，且男性死亡率高于女性。此外，男性死亡率高于同期全国死亡水平（表 7-39）。

表 7-39　2014 年新疆生产建设兵团第八师胃癌发病与死亡情况

性别	例数	发病率（1/10 万）				例数	死亡率（1/10 万）			
		粗发病率	中标率	世标率	中国		粗死亡率	中标率	世标率	中国
男	141	48.59	33.58	28.77	23.28	96	33.08	22.44	19.28	19.04
女	50	17.35	11.48	9.82	11.32	35	12.15	6.49	5.49	10.59
合计	191	33.02	21.98	18.73	19.15	131	22.65	14.13	12.04	13.16

7.5.5.3　胃癌年龄别发病率

胃癌年龄别发病率随年龄呈波动上升趋势，在 75～80 岁年龄组达到最高峰，为 162.76/10 万。男性年龄别发病率在 75～80 岁年龄组达到高峰，为 267.10/10 万；女性年龄别发病率在 65～70 岁年龄组达到高峰，为 69.13/10 万（表 7-40，图 7-40）。

表 7-40　2014 年新疆生产建设兵团第八师胃癌年龄别发病情况

年龄组（岁）	合计（1/10 万）	男性		女性	
		发病人数	发病率（1/10 万）	发病人数	发病率（1/10 万）
0～1	0	0	0	0	0
1～5	0	0	0	0	0
5～10	0	0	0	0	0
10～15	0	0	0	0	0
15～20	0	0	0	0	0
20～25	0	0	0	0	0
25～30	0	0	0	0	0
30～35	3.96	0	0	1	7.82
35～40	10.79	3	16.75	1	5.22
40～45	12.20	2	5.39	7	19.10
45～50	26.85	18	44.54	3	7.94
50～55	25.27	10	36.37	3	12.52
55～60	54.45	14	85.03	3	20.33
60～65	51.66	9	75.24	4	30.29
65～70	121.79	19	217.86	11	69.13
70～75	111.57	26	175.05	10	57.42
75～80	162.76	31	267.10	5	47.56
80～85	66.86	7	132.90	0	0
85+	50.92	2	47.04	2	55.49

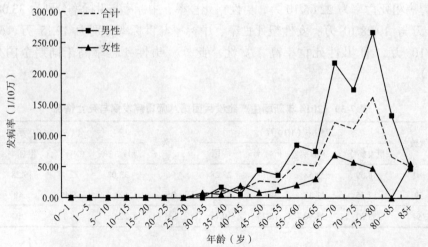

图 7-40　2014 年新疆生产建设兵团第八师胃癌年龄别发病率

7.5.5.4　胃癌年龄别死亡率

胃癌年龄别死亡率总体呈波动变化趋势,在 0～65 岁处于较低水平,在 65 岁以后随着年龄的增长呈波动上升趋势,在 75～80 岁年龄组达到高峰,为 144.68/10 万。男性年龄别死亡率在 75～80 岁年龄组达到高峰,为 189.56/10 万;女性年龄别死亡率在 75～80 岁年龄组达到高峰,为 95.13/10 万(表 7-41,图 7-41)。

表 7-41　2014 年新疆生产建设兵团第八师胃癌年龄别死亡情况

年龄组（岁）	合计（1/10 万）	男性		女性	
		死亡人数	死亡率（1/10 万）	死亡人数	死亡率（1/10 万）
0～1	0	0	0	0	0
1～5	0	0	0	0	0
5～10	0	0	0	0	0
10～15	0	0	0	0	0
15～20	0	0	0	0	0
20～25	0	0	0	0	0
25～30	0	0	0	0	0
30～35	3.96	1	8.02	0	0
35～40	2.70	1	5.58	0	0
40～45	12.20	4	10.78	5	13.65
45～50	11.51	7	17.32	2	5.29
50～55	23.32	11	40.01	1	4.17
55～60	32.03	10	60.74	0	0
60～65	23.84	5	41.80	1	7.57
65～70	52.78	10	114.67	3	18.85
70～75	96.07	21	141.39	10	57.42
75～80	144.68	22	189.56	10	95.13
80～85	28.66	2	37.97	1	19.22
85+	50.92	2	47.04	2	55.49

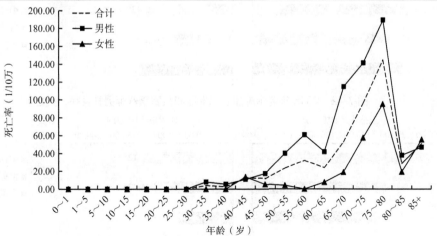

图 7-41　2014 年新疆生产建设兵团第八师胃癌年龄别死亡率

7.6 2015年肿瘤发病与死亡情况

7.6.1 肿瘤发病率

2015年新疆生产建设兵团第八师肿瘤新发病例共1866例，其中男性922例，女性944例，性别比为1.02∶1。肿瘤粗发病率为326.81/10万，其中男性粗发病率为322.28/10万，中标率与世标率分别为216.13/10万与193.76/10万；女性粗发病率为331.36/10万，中标率与世标率分别为209.71/10万与186.59/10万。此外，男、女性发病率均高于同期全国发病水平（表7-42，图7-42，图7-43）。

7.6.2 肿瘤死亡率

2015年新疆生产建设兵团第八师肿瘤死亡总数为1094例，其中男性551例，女性543例，性别比为1.01∶1。肿瘤粗死亡率为191.60/10万，其中男性粗死亡率、中标率与世标率分别为192.60/10万、120.98/10万与109.70/10万；女性粗死亡率、中标率与世标率分别为190.60/10万、125.99/10万与109.36/10万。女性死亡率高于同期全国死亡水平（表7-42，图7-42，图7-43）。

表 7-42 2015年新疆生产建设兵团第八师肿瘤发病与死亡情况

性别	例数	发病率（1/10万）				例数	死亡率（1/10万）			
		粗发病率	中标率	世标率	中国		粗死亡率	中标率	世标率	中国
男	922	322.28	216.13	193.76	209.00	551	192.60	120.98	109.70	139.06
女	944	331.36	209.71	186.59	174.24	543	190.60	125.99	109.36	76.06
合计	1866	326.81	211.32	187.37	190.64	1094	191.60	121.27	109.63	106.85

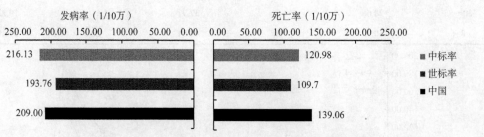

图 7-42 2015年全国肿瘤登记地区和兵团第八师男性发病、死亡率

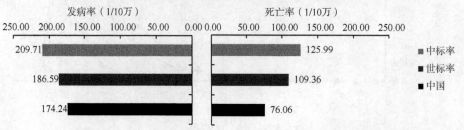

图 7-43 2015年全国肿瘤登记地区和兵团第八师女性发病、死亡率

7.6.3 前10位发病和死亡肿瘤

2015年新疆生产建设兵团第八师恶性肿瘤发病率居第1位的是结直肠、肛门癌，发病率为57.27/10万，占全部新发病例的17.52%，其次为乳腺癌，气管、支气管、肺癌，胃癌和前列腺癌等。男性发病率居前10位的肿瘤依次是结直肠、肛门癌，气管、支气管、肺癌，胃癌，前列腺癌，膀胱癌，食管癌，淋巴瘤，白血病，胰腺癌和肾及泌尿系统部位不明肿瘤。女性发病率居第1位的恶性肿瘤为乳腺癌，其次为结直肠、肛门癌，气管、支气管、肺癌，胃癌，子宫颈癌，卵巢癌，子宫及子宫部位不明肿瘤，甲状腺癌，白血病和淋巴瘤（表7-43，图7-44～图7-46）。

表7-43 2015年新疆生产建设兵团第八师肿瘤发病前10位

顺位	合计				男性				女性			
	部位及特定肿瘤	发病率(1/10万)	构成比(%)	中标率(1/10万)	部位及特定肿瘤	发病率(1/10万)	构成比(%)	中标率(1/10万)	部位及特定肿瘤	发病率(1/10万)	构成比(%)	中标率(1/10万)
1	结直肠、肛门	57.27	17.52	38.15	结直肠、肛门	76.55	23.75	52.86	乳房	102.50	30.93	65.04
2	乳房	52.19	15.97	33.70	气管、支气管、肺	59.77	18.55	39.74	结直肠、肛门	35.80	10.81	25.71
3	气管、支气管、肺	47.64	14.58	30.46	胃	55.93	17.35	37.11	气管、支气管、肺	35.45	10.70	22.15
4	胃	39.58	12.11	25.14	前列腺	26.91	8.35	18.01	胃	23.17	6.99	14.27
5	前列腺	13.49	4.13	8.58	膀胱	16.43	5.10	11.27	子宫颈	21.41	6.46	12.67
6	膀胱	11.73	3.59	7.37	食管	14.33	4.45	10.15	卵巢	15.80	4.77	10.73
7	食管	10.86	3.32	7.14	淋巴瘤	11.53	3.58	7.69	子宫及子宫部位不明	15.80	4.77	9.69
8	子宫颈	10.68	3.27	6.51	白血病	8.04	2.49	5.44	甲状腺	15.09	4.56	9.22
9	甲状腺	9.81	3.00	5.85	胰腺	6.64	2.06	4.38	白血病	9.13	2.75	5.78
10	淋巴瘤	9.63	2.94	6.42	肾及泌尿系统部位不明	5.94	1.84	4.01	淋巴瘤	7.72	2.33	5.43

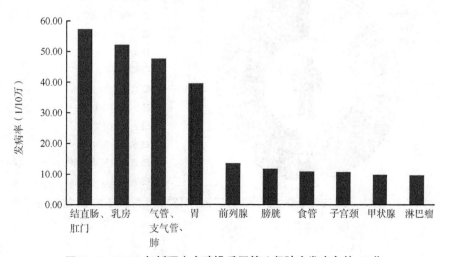

图7-44 2015年新疆生产建设兵团第八师肿瘤发病率前10位

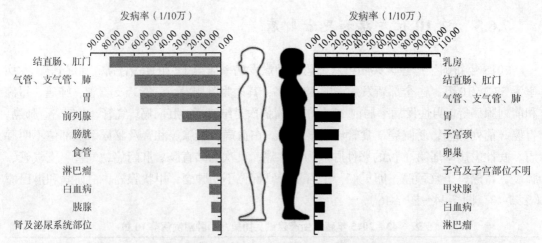

图 7-45　2015 年新疆生产建设兵团第八师男、女肿瘤发病率前 10 位

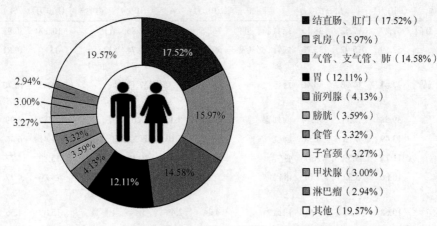

- 结直肠、肛门（17.52%）
- 乳房（15.97%）
- 气管、支气管、肺（14.58%）
- 胃（12.11%）
- 前列腺（4.13%）
- 膀胱（3.59%）
- 食管（3.32%）
- 子宫颈（3.27%）
- 甲状腺（3.00%）
- 淋巴瘤（2.94%）
- 其他（19.57%）

图 7-46（A）　2015 年新疆生产建设兵团第八师肿瘤发病率前 10 位构成

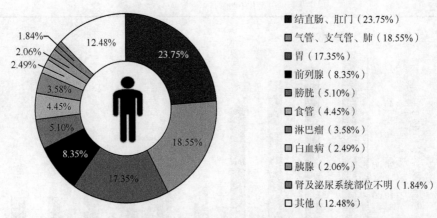

- 结直肠、肛门（23.75%）
- 气管、支气管、肺（18.55%）
- 胃（17.35%）
- 前列腺（8.35%）
- 膀胱（5.10%）
- 食管（4.45%）
- 淋巴瘤（3.58%）
- 白血病（2.49%）
- 胰腺（2.06%）
- 肾及泌尿系统部位不明（1.84%）
- 其他（12.48%）

图 7-46（B）　2015 年新疆生产建设兵团第八师肿瘤发病率前 10 位构成（男）

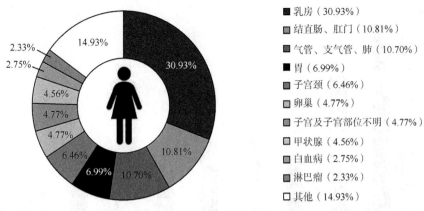

■ 乳房（30.93%）
■ 结直肠、肛门（10.81%）
■ 气管、支气管、肺（10.70%）
■ 胃（6.99%）
■ 子宫颈（6.46%）
■ 卵巢（4.77%）
■ 子宫及子宫部位不明（4.77%）
■ 甲状腺（4.56%）
■ 白血病（2.75%）
■ 淋巴瘤（2.33%）
□ 其他（14.93%）

图 7-46（C）　2015 年新疆生产建设兵团第八师肿瘤发病率前 10 位构成（女）

　　气管、支气管、肺癌是本地区 2015 年死亡率最高的肿瘤，死亡率为 33.10/10 万，占全部死亡病例的 17.28%，其次是乳腺癌，结直肠、肛门癌，胃癌和肝癌等。男性肿瘤死亡率居前 10 位的依次是气管、支气管、肺癌，结直肠、肛门癌，胃癌，肝癌，前列腺癌，食管癌，白血病，脑、神经系统肿瘤，肾及泌尿系统部位不明肿瘤和胰腺癌。女性肿瘤死亡率居第 1 位的肿瘤是乳腺癌，其次为气管、支气管、肺癌，结直肠、肛门癌，子宫颈癌和胃癌等（表 7-44，图 7-47～图 7-49）。

表 7-44　2015 年新疆生产建设兵团第八师肿瘤死亡前 10 位

顺位	合计				男性				女性			
	部位及特定肿瘤	死亡率(1/10万)	构成比(%)	中标率(1/10万)	部位及特定肿瘤	死亡率(1/10万)	构成比(%)	中标率(1/10万)	部位及特定肿瘤	死亡率(1/10万)	构成比(%)	中标率(1/10万)
1	气管、支气管、肺	33.10	17.28	19.33	气管、支气管、肺	45.09	23.41	26.37	乳房	47.74	25.05	35.93
2	乳房	23.99	12.52	17.87	结直肠、肛门	29.36	15.25	19.68	气管、支气管、肺	21.06	11.05	13.30
3	结直肠、肛门	23.64	12.34	14.30	胃	24.12	12.52	15.54	结直肠、肛门	17.90	9.39	9.50
4	胃	17.51	9.14	10.50	肝脏	16.78	8.71	10.79	子宫颈	12.99	6.81	10.43
5	肝脏	12.61	6.58	7.48	前列腺	10.49	5.44	6.11	胃	10.88	5.71	6.15
6	食管	6.48	3.38	3.42	食管	8.39	4.36	4.66	子宫及子宫部位不明	10.18	5.34	6.86
7	子宫颈	6.48	3.38	5.06	白血病	5.59	2.90	3.55	肝脏	8.42	4.42	4.54
8	前列腺	5.25	2.74	3.03	脑、神经系统	5.59	2.90	4.10	卵巢	7.72	4.05	6.15
9	子宫及子宫部位不明	5.08	2.65	3.50	肾及泌尿系统部位不明	5.24	2.36	3.11	甲状腺	5.62	2.95	4.24
10	白血病	4.73	2.47	2.92	胰腺	4.54	2.36	2.95	食管	4.56	2.39	2.17

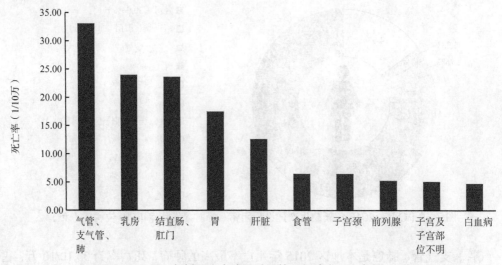

图 7-47　2015 年新疆生产建设兵团第八师肿瘤死亡率前 10 位

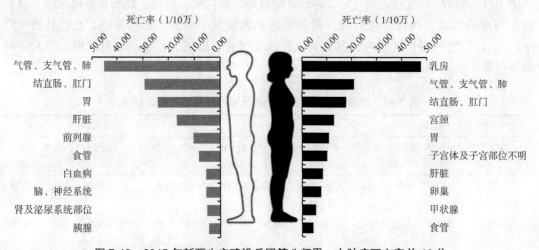

图 7-48　2015 年新疆生产建设兵团第八师男、女肿瘤死亡率前 10 位

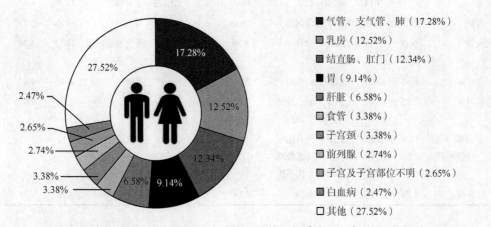

图 7-49（A）　2015 年新疆生产建设兵团第八师肿瘤死亡率前 10 位构成

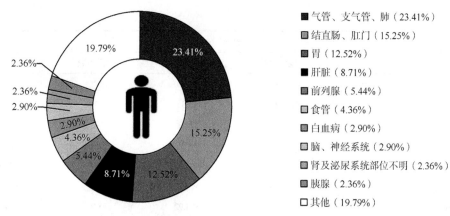

图 7-49（B） 2015 年新疆生产建设兵团第八师肿瘤死亡率前 10 位构成（男）

气管、支气管、肺（23.41%）
结直肠、肛门（15.25%）
胃（12.52%）
肝脏（8.71%）
前列腺（5.44%）
食管（4.36%）
白血病（2.90%）
脑、神经系统（2.90%）
肾及泌尿系统部位不明（2.36%）
胰腺（2.36%）
其他（19.79%）

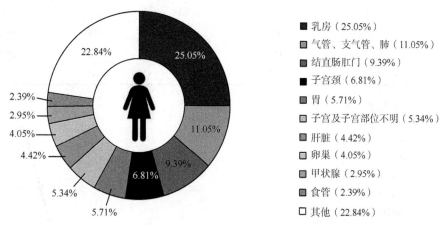

图 7-49（C） 2015 年新疆生产建设兵团第八师肿瘤死亡率前 10 位构成（女）

乳房（25.05%）
气管、支气管、肺（11.05%）
结直肠肛门（9.39%）
子宫颈（6.81%）
胃（5.71%）
子宫及子宫部位不明（5.34%）
肝脏（4.42%）
卵巢（4.05%）
甲状腺（2.95%）
食管（2.39%）
其他（22.84%）

7.6.4 肿瘤年龄别发病率

肿瘤发病率在 0～50 岁处于较低水平，在 50 岁后呈波动上升趋势，在 85+岁年龄组达到高峰，为 4492.22/10 万。男性年龄别发病率在 85+岁年龄组达高峰，为 4303.93/10 万；女性年龄别发病率在 85+岁年龄组达高峰，为 4729.96/10 万（表 7-45，图 7-50）。

表 7-45 2015 年新疆生产建设兵团第八师肿瘤年龄别发病情况

年龄组（岁）	合计（1/10 万）	男性		女性	
		发病人数	发病率（1/10 万）	发病人数	发病率（1/10 万）
0～1	0	0	0	0	0
1～5	0	0	0	0	0
5～10	6.19	0	0	1	12.69
10～15	0	0	0	0	0
15～20	6.88	2	13.36	0	0
20～25	5.81	0	0	2	11.92
25～30	12.78	2	9.98	3	15.73

续表

年龄组（岁）	合计（1/10 万）	男性		女性	
		发病人数	发病率（1/10 万）	发病人数	发病率（1/10 万）
30～35	31.94	4	31.85	4	32.03
35～40	15.99	2	13.35	3	18.40
40～45	15.14	6	18.11	4	12.15
45～50	51.25	16	39.25	25	63.72
50～55	375.57	107	344.26	111	411.66
55～60	638.16	103	611.82	100	667.78
60～65	546.34	74	583.92	69	511.07
65～70	1077.52	127	1426.81	125	862.90
70～75	591.98	79	652.14	96	550.21
75～80	748.21	85	616.25	108	899.85
80～85	2637.27	153	2704.61	152	2572.78
85+	4492.22	162	4303.93	141	4729.96

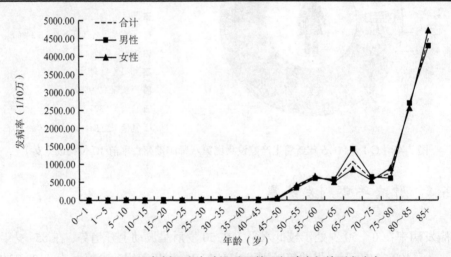

图 7-50　2015 年新疆生产建设兵团第八师肿瘤年龄别发病率

7.6.5　肿瘤年龄别死亡率

　　肿瘤年龄别死亡率在 0～45 岁处于较低水平，在 45 岁之后随着年龄的增长呈波动上升趋势，在 85+岁年龄组达到高峰，为 2727.95/10 万。其中，男性在 85+岁年龄组达到高峰，为 3320.94 /10 万，女性在 85+岁年龄组达到高峰，为 1979.20/10 万（表 7-46，图 7-51）。

表 7-46　2015 年新疆生产建设兵团第八师肿瘤年龄别死亡情况

年龄组（岁）	合计（1/10 万）	男性		女性	
		死亡人数	死亡率（1/10 万）	死亡人数	死亡率（1/10 万）
0～1	0	0	0	0	0
1～5	0	0	0	0	0

续表

年龄组（岁）	合计（1/10万）	男性		女性	
		死亡人数	死亡率（1/10万）	死亡人数	死亡率（1/10万）
5～10	0	0	0	0	0
10～15	4.90	0	0	1	9.99
15～20	3.44	1	6.68	0	0
20～25	2.90	1	5.66	0	0
25～30	5.11	1	4.99	1	5.24
30～35	19.96	4	31.85	1	8.01
35～40	19.18	1	6.68	5	30.67
40～45	7.57	2	6.04	3	9.11
45～50	53.75	14	34.35	29	73.91
50～55	165.39	26	83.65	70	259.61
55～60	367.81	41	243.54	76	507.51
60～65	336.21	38	299.85	50	370.35
65～70	461.80	60	674.08	48	331.35
70～75	334.89	52	429.26	47	269.37
75～80	527.23	56	406.00	80	666.56
80～85	1746.65	129	2280.36	73	1235.61
85+	2727.95	125	3320.94	59	1979.20

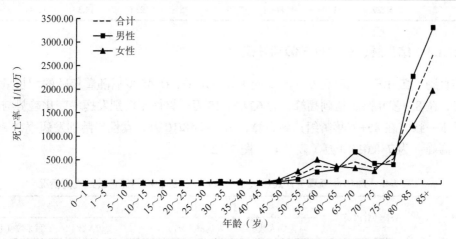

图 7-51   2015 年新疆生产建设兵团第八师肿瘤年龄别死亡率

7.7   2015 年肿瘤发病与死亡前 5 位情况

7.7.1   结直肠、肛门癌发病与死亡情况

结直肠、肛门（C18～C21）

7.7.1.1 结直肠、肛门癌发病率

2015 年新疆生产建设兵团第八师结直肠、肛门癌新发病例共 327 例，其中男性 219 例，女性 108 例，性别比为 2.02：1。结直肠、肛门癌粗发病率为 57.27/10 万，男性粗发病率为 76.55/10 万，中标率与世标率分别为 52.86/10 万与 46.76/10 万；女性粗发病率为 37.10/10 万，中标率与世标率分别为 50.07/10 万与 43.93/10 万，且男性发病率高于女性。此外，男、女性发病率均高于同期全国发病水平（表 7-47）。

7.7.1.2 结直肠、肛门癌死亡率

2015 年新疆生产建设兵团第八师结直肠、肛门癌死亡总数为 135 例，其中男性 84 例，女性 51 例。结直肠、肛门癌粗死亡率为 23.64/10 万，男性粗死亡率、中标率与世标率分别为 29.36/10 万、19.68/10 万与 17.50/10 万，女性粗死亡率、中标率与世标率分别为 17.90/10 万、9.50/10 万与 8.99/10 万，且男性死亡率高于女性。此外，男、女性死亡率均高于同期全国死亡水平（表 7-47）。

表 7-47　2015 年新疆生产建设兵团第八师结直肠、肛门癌发病与死亡情况

性别	例数	发病率（1/10 万）				例数	死亡率（1/10 万）			
		粗发病率	中标率	世标率	中国		粗死亡率	中标率	世标率	中国
男	219	76.55	52.86	46.76	21.15	84	29.36	19.68	17.50	9.87
女	108	37.10	50.07	43.93	14.73	51	17.90	9.50	8.99	6.45
合计	327	57.27	51.65	45.86	17.89	135	23.64	14.30	12.83	8.11

7.7.1.3 结直肠、肛门癌年龄别发病率

结直肠、肛门癌发病率在 0～45 岁处于较低水平，在 45 岁后随着年龄的增长呈波动上升趋势，在 85+岁年龄组达到高峰，为 637.51/10 万。男性年龄别发病率变化趋势与合计发病率基本一致，在 85+岁年龄组达到高峰，为 584.48/10 万，女性年龄别发病率在 85+岁年龄组达高峰，为 738.01/10 万（表 7-48，图 7-52）。

表 7-48　2015 年新疆生产建设兵团第八师结直肠、肛门癌年龄别发病情况

年龄组（岁）	合计（1/10 万）	男性		女性	
		发病人数	发病率（1/10 万）	发病人数	发病率（1/10 万）
0～1	0	0	0	0	0
1～5	0	0	0	0	0
5～10	0	0	0	0	0
10～15	0	0	0	0	0
15～20	0	0	0	0	0
20～25	0	0	0	0	0
25～30	2.56	1	4.99	1	5.24
30～35	3.99	1	7.96	1	8.01

续表

年龄组（岁）	合计（1/10万）	男性		女性	
		发病人数	发病率（1/10万）	发病人数	发病率（1/10万）
35～40	6.39	1	6.68	1	6.13
40～45	3.03	2	6.04	2	6.07
45～50	12.50	9	22.08	9	22.94
50～55	86.14	32	102.96	32	118.68
55～60	135.18	26	154.44	26	173.62
60～65	103.16	18	142.03	18	133.32
65～70	188.14	31	348.28	31	214.00
70～75	108.25	22	181.61	22	126.09
75～80	85.29	18	130.50	18	149.98
80～85	432.34	36	636.38	36	609.34
85+	637.51	22	584.48	22	738.01

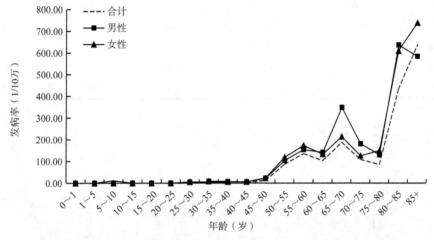

图 7-52　2015 年新疆生产建设兵团第八师结直肠、肛门癌年龄别发病率

7.7.1.4　结直肠、肛门癌年龄别死亡率

结直肠、肛门癌年龄别死亡率在 0～50 岁处于较低水平，在 60 岁以后随着年龄的增长呈波动上升趋势，在 85+岁年龄组达到高峰，为 385.47/10 万。男性年龄别死亡率在 85+岁年龄组达到高峰，为 398.51/10 万。女性年龄别死亡率一直处于较低水平，在 85+岁年龄组达高峰，为 369.00/10 万（表 7-49，图 7-53）。

表 7-49　2015 年新疆生产建设兵团第八师结直肠、肛门癌年龄别死亡情况

年龄组（岁）	合计（1/10万）	男性		女性	
		死亡人数	死亡率（1/10万）	死亡人数	死亡率（1/10万）
0～1	0	0	0	0	0
1～5	0	0	0	0	0
5～10	0	0	0	0	0

续表

年龄组（岁）	合计（1/10 万）	男性		女性	
		死亡人数	死亡率（1/10 万）	死亡人数	死亡率（1/10 万）
10～15	0	0	0	0	0
15～20	0	0	0	0	0
20～25	0	0	0	0	0
25～30	0	0	0	0	0
30～35	3.99	1	7.96	0	0
35～40	0	0	0	0	0
40～45	1.51	1	3.02	0	0
45～50	5.00	3	7.36	1	2.55
50～55	22.40	8	25.74	5	18.54
55～60	34.58	10	59.40	1	6.68
60～65	34.39	7	55.24	2	14.81
65～70	55.59	9	101.11	4	27.61
70～75	64.27	11	90.80	8	45.85
75～80	58.15	7	50.75	8	66.66
80～85	198.88	12	212.13	11	186.19
85+	385.47	15	398.51	11	369.00

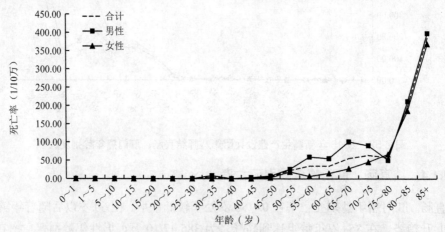

图 7-53　2015 年新疆生产建设兵团第八师结直肠、肛门癌年龄别死亡率

7.7.2　乳腺癌发病与死亡情况

乳房（C50）

7.7.2.1　乳腺癌发病率

2015 年新疆生产建设兵团第八师乳腺癌新发病例共 298 例，其中男性 6 例，女性 292 例。乳腺癌粗发病率为 52.19/10 万，其中，女性乳腺癌粗发病率为 102.50/10 万，中标率与

世标率分别为 65.04/10 万与 58.00/10 万；男性乳腺癌粗发病率为 2.10/10 万，中标率与世标率分别为 1.50/10 万与 1.44/10 万。女性乳腺癌发病率高于同期全国发病水平（表 7-50）。

7.7.2.2 乳腺癌死亡率

2015 年新疆生产建设兵团第八师乳腺癌死亡总数为 137 例，其中男性 1 例，女性 136 例。乳腺癌粗死亡率为 23.99/10 万，其中，女性乳腺癌粗死亡率、中标率与世标率分别为 47.74/10 万、35.93/10 万与 29.93/10 万；男性乳腺癌粗死亡率、中标率与世标率分别为 0.35/10 万、0.13/10 万与 0.11/10 万。女性乳腺癌死亡率高于同期全国死亡水平（表 7-50）。

表 7-50 2015 年新疆生产建设兵团第八师乳腺癌发病与死亡情况

性别	例数	发病率（1/10 万）				例数	死亡率（1/10 万）			
		粗发病率	中标率	世标率	中国		粗死亡率	中标率	世标率	中国
男	6	2.10	1.50	1.44	—	1	0.35	0.13	0.11	—
女	292	102.50	65.04	58.00	31.54	136	47.74	35.93	29.93	6.67
合计	298	52.19	33.70	30.17	31.54	137	23.99	17.87	14.98	6.67

7.7.2.3 乳腺癌年龄别发病率

乳腺癌年龄别发病率随年龄增长呈波动变化趋势，在 85+ 岁年龄段达到高峰，为 489.25/10 万，其中，男性的年龄别发病率在 65~70 年龄段达到高峰，为 33.70/10 万；女性的年龄别发病率在 85+ 岁年龄组达到高峰，为 1073.47/10 万（表 7-51，图 7-54）。

表 7-51 2015 年新疆生产建设兵团第八师乳腺癌年龄别发病情况

年龄组（岁）	合计（1/10 万）	男性		女性	
		发病人数	发病率（1/10 万）	发病人数	发病率（1/10 万）
0~1	0	0	0	0	0
1~5	0	0	0	0	0
5~10	6.19	0	0	1	12.69
10~15	0	0	0	0	0
15~20	0	0	0	0	0
20~25	2.90	0	0	1	5.96
25~30	2.56	0	0	1	5.24
30~35	3.99	0	0	1	8.01
35~40	3.20	0	0	1	6.13
40~45	3.03	0	0	2	6.07
45~50	12.50	0	0	10	25.49
50~55	60.30	0	0	35	129.80
55~60	81.74	0	0	26	173.62
60~65	99.34	0	0	26	192.58
65~70	209.52	3	33.70	46	317.55

续表

年龄组（岁）	合计（1/10万）	男性		女性	
		发病人数	发病率（1/10万）	发病人数	发病率（1/10万）
70～75	91.33	0	0	27	154.75
75～80	162.82	1	7.25	41	341.61
80～85	371.81	1	17.68	42	710.90
85+	489.25	1	26.57	32	1073.47

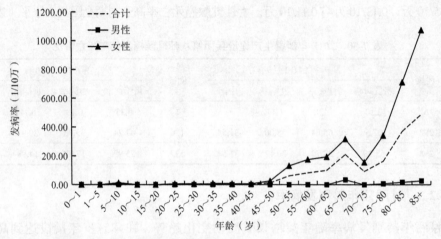

图 7-54　2015年新疆生产建设兵团第八师乳腺癌年龄别发病率

7.7.2.4　乳腺癌年龄别死亡率

乳腺癌年龄别死亡率在0～45岁处于较低水平，在45岁以后随着年龄的增长呈波动上升趋势，在85+岁年龄组达到高峰，为148.26/10万。其中，女性的年龄别死亡率在85+岁年龄组达到高峰，为335.46/10万（表7-52，图7-55）。

表 7-52　2015年新疆生产建设兵团第八师乳腺癌年龄别死亡情况

年龄组（岁）	合计（1/10万）	男性		女性	
		死亡人数	死亡率（1/10万）	死亡人数	死亡率（1/10万）
0～1	0	0	0	0	0
1～5	0	0	0	0	0
5～10	0	0	0	0	0
10～15	0	0	0	0	0
15～20	0	0	0	0	0
20～25	0	0	0	0	0
25～30	0	0	0	0	0
30～35	0	0	0	0	0
35～40	0	0	0	0	0
40～45	0	0	0	0	0
45～50	12.50	0	0	10	25.49

续表

年龄组（岁）	合计（1/10万）	男性		女性	
		死亡人数	死亡率（1/10万）	死亡人数	死亡率（1/10万）
50～55	44.79	0	0	26	96.42
55～60	113.17	0	0	36	240.40
60～65	53.49	0	0	14	103.70
65～70	72.69	0	0	17	117.35
70～75	33.83	0	0	10	57.31
75～80	34.89	1	7.25	8	66.66
80～85	43.23	0	0	5	84.63
85+	148.26	0	0	10	335.46

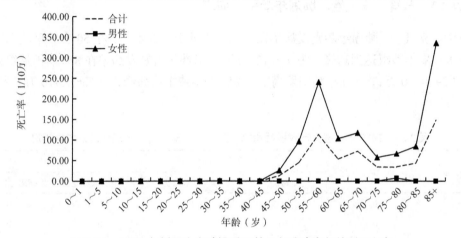

图 7-55　2015 年新疆生产建设兵团第八师乳腺癌年龄别死亡率

7.7.3　气管、支气管、肺癌发病与死亡情况

气管、支气管、肺（C33～C34）

7.7.3.1　气管、支气管、肺癌发病率

2015 年新疆生产建设兵团第八师气管、支气管、肺癌新发病例共 272 例，其中男性 171 例，女性 101 例，性别比为 1.69∶1。气管、支气管、肺癌粗发病率为 47.64/10 万，男性粗发病率为 59.77/10 万，中标率与世标率分别为 39.74/10 万与 35.41/10 万；女性粗发病率为 35.45/10 万，中标率与世标率分别为 22.15/10 万与 19.57/10 万。男性发病率高于女性，男性、女性发病率均低于同期全国发病水平（见表 7-53）。

7.7.3.2　气管、支气管、肺癌死亡率

2015 年新疆生产建设兵团第八师气管、支气管、肺癌死亡总数为 189 例，其中男性 129 例，女性 60 例。气管、支气管、肺癌粗死亡率为 33.10/10 万，男性粗死亡率、中标率与世

标率分别为 45.09/10 万、26.38/10 万与 24.10/10 万；女性粗死亡率、中标率与世标率分别为 21.06/10 万、13.30/10 万与 10.98/10 万。男性死亡率明显高于女性，男性、女性死亡率均低于同期全国死亡水平（表 7-53）。

表 7-53　2015 年新疆生产建设兵团第八师气管、支气管、肺癌发病与死亡情况

性别	例数	发病率（1/10 万）				例数	死亡率（1/10 万）			
		粗发病率	中标率	世标率	中国		粗死亡率	中标率	世标率	中国
男	171	59.77	39.74	35.41	49.31	129	45.09	26.38	24.10	40.23
女	101	35.45	22.15	19.57	23.83	60	21.06	13.30	10.98	16.95
合计	272	47.64	30.46	27.03	36.34	189	33.10	19.33	17.30	28.33

7.7.3.3　气管、支气管、肺癌年龄别发病率

气管、支气管、肺癌年龄别发病率在 0～50 岁处于较低水平，在 50 岁后呈波动上升趋势，在 85+岁年龄组达到高峰，为 756.12/10 万。男性年龄别发病率在 85+岁年龄组达到高峰，为 929.86/10 万，，女性年龄别发病率在 85+岁年龄组达高峰，为 536.73/10 万（表 7-54，图 7-56）。

表 7-54　2015 年新疆生产建设兵团第八师气管、支气管、肺癌年龄别发病情况

年龄组（岁）	合计（1/10 万）	男性		女性	
		发病人数	发病率（1/10 万）	发病人数	发病率（1/10 万）
0～1	0	0	0	0	0
1～5	0	0	0	0	0
5～10	0	0	0	0	0
10～15	0	0	0	0	0
15～20	0	0	0	0	0
20～25	0	0	0	0	0
25～30	0	0	0	0	0
30～35	0	0	0	0	0
35～40	3.20	1	6.68	0	0
40～45	0	0	0	0	0
45～50	5.00	2	4.91	2	5.10
50～55	49.96	15	48.26	14	51.92
55～60	110.03	21	124.74	14	93.46
60～65	80.23	17	134.14	4	29.63
65～70	132.55	19	213.46	12	82.84
70～75	87.95	13	107.31	13	74.51
75～80	85.29	13	94.25	9	74.99
80～85	449.63	35	618.70	17	287.75
85+	756.12	35	929.86	16	536.73

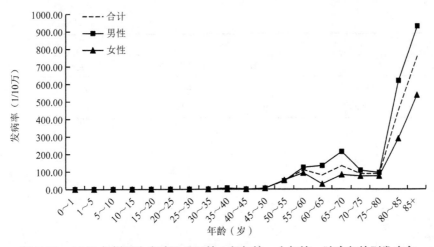

图 7-56 2015 年新疆生产建设兵团第八师气管、支气管、肺癌年龄别发病率

7.7.3.4 气管、支气管、肺癌年龄别死亡率

气管、支气管、肺癌年龄别死亡率在 0～45 岁处于较低水平，在 45 岁以后呈波动上升趋势，在 85+岁年龄组达到高峰，为 489.25/10 万。男性年龄别死亡率在 85+岁年龄组时达高峰，为 770.46/10 万；女性年龄别死亡率在 85+岁年龄组达到高峰，为 134.18/10 万（表 7-55，图 7-57）。

表 7-55　2015 年新疆生产建设兵团第八师气管、支气管、肺癌年龄别死亡情况

年龄组（岁）	合计（1/10 万）	男性		女性	
		死亡人数	死亡率（1/10 万）	死亡人数	死亡率（1/10 万）
0～1	0	0	0	0	0
1～5	0	0	0	0	0
5～10	0	0	0	0	0
10～15	0	0	0	0	0
15～20	0	0	0	0	0
20～25	0	0	0	0	0
25～30	0	0	0	0	0
30～35	0	0	0	0	0
35～40	0	0	0	0	0
40～45	0	0	0	0	0
45～50	8.75	3	7.36	4	10.19
50～55	29.29	7	22.52	10	37.09
55～60	47.15	7	41.58	8	53.42
60～65	34.39	5	39.45	4	29.63
65～70	85.52	14	157.29	6	41.42
70～75	47.36	11	90.80	3	17.19
75～80	108.55	14	101.50	14	116.65

年龄组（岁）	合计（1/10万）	男性		女性	
		死亡人数	死亡率（1/10万）	死亡人数	死亡率（1/10万）
80~85	397.75	39	689.41	7	118.48
85+	489.25	29	770.46	4	134.18

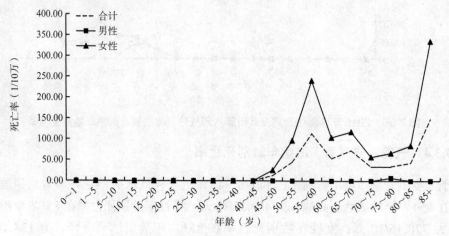

图 7-57 2015 年新疆生产建设兵团第八师气管、支气管、肺癌年龄别死亡率

7.7.4 胃癌发病与死亡情况

胃（C16）

7.7.4.1 胃癌发病率

2015 年新疆生产建设兵团第八师胃癌新发病例共 226 例，其中男性 160 例，女性 66 例，性别比为 2.42∶1。胃癌粗发病率为 39.58/10 万，男性粗发病率为 55.93/10 万，中标率与世标率分别为 37.10/10 万与 33.45/10 万；女性粗发病率为 23.17/10 万，中标率与世标率分别为 14.27/10 万与 12.83/10 万，且男性发病率高于女性。此外，男、女性发病率均高于同期全国发病水平（表 7-56）。

7.7.4.2 胃癌死亡率

2015 年新疆生产建设兵团第八师胃癌死亡总数为 100 例，其中男性 69 例，女性 31 例。胃癌粗死亡率为 17.51/10 万，男性粗死亡率、中标率与世标率分别为 24.12/10 万、15.54/10 万与 14.14/10 万；女性粗死亡率、中标率与世标率分别为 10.88/10 万、6.15/10 万与 5.52/10 万，且男性死亡率高于女性。此外，男、女性死亡率均低于同期全国死亡水平（表 7-56）。

表 7-56　2015 年新疆生产建设兵团第八师胃癌发病与死亡情况

性别	例数	发病率（1/10 万）				例数	死亡率（1/10 万）			
		粗发病率	中标率	世标率	中国		粗死亡率	中标率	世标率	中国
男	160	55.93	37.10	33.45	23.28	69	24.12	15.54	14.14	19.04
女	66	23.17	14.27	12.83	11.32	31	10.88	6.15	5.52	10.59
合计	226	39.58	25.15	22.62	19.15	100	17.51	10.50	9.52	13.26

7.7.4.3　胃癌年龄别发病率

胃癌年龄别发病率在 0～45 岁处于较低水平，在 45 岁后随年龄增长呈波动上升趋势，在 85+岁年龄组达到高峰，为 625.34/10 万。女性年龄别发病率的变化趋势与合计发病率基本一致，在 85+岁年龄组时达到高峰，为 402.55/10 万；男性年龄别发病率在 85+岁年龄组达到高峰，为 850.16/10 万（表 7-57，图 7-58）。

表 7-57　2015 年新疆生产建设兵团第八师胃癌年龄别发病情况

年龄组（岁）	合计（1/10 万）	男性		女性	
		发病人数	发病率（1/10 万）	发病人数	发病率（1/10 万）
0～1	0	0	0	0	0
1～5	0	0	0	0	0
5～10	0	0	0	0	0
10～15	0	0	0	0	0
15～20	0	0	0	0	0
20～25	0	0	0	0	0
25～30	2.56	0	0	1	5.24
30～35	7.99	2	15.92	0	0
35～40	0	0	0	0	0
40～45	6.06	3	9.06	1	3.04
45～50	5.00	1	2.45	3	7.65
50～55	36.18	17	54.70	4	14.83
55～60	69.16	17	100.98	5	33.39
60～65	57.31	10	78.91	5	37.03
65～70	141.10	22	247.16	11	75.94
70～75	67.65	16	132.08	4	22.93
75～80	89.16	16	116.00	7	58.32
80～85	319.93	24	424.25	13	220.04
85+	625.34	32	850.16	12	402.55

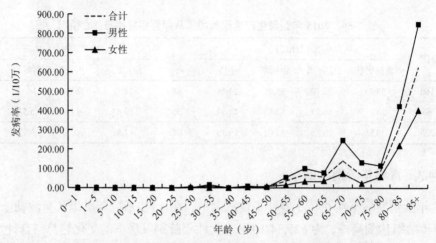

图 7-58　2015 年新疆生产建设兵团第八师胃癌年龄别发病率

7.7.4.4 胃癌年龄别死亡率

胃癌年龄别死亡率总体呈上升趋势，在 0～60 岁处于较低水平，在 60 岁以后随着年龄的增长呈波动上升趋势，在 85+岁年龄组达到高峰，为 296.52/10 万。男性年龄别死亡率在 85+岁年龄组达到高峰，为 398.51/10 万，女性年龄别死亡率在 85+岁年龄组达到高峰，为 167.73/10 万（表 7-58，图 7-59）。

表 7-58　2015 年新疆生产建设兵团第八师胃癌年龄别死亡情况

年龄组（岁）	合计（1/10 万）	男性		女性	
		死亡人数	死亡率（1/10 万）	死亡人数	死亡率（1/10 万）
0～1	0	0	0	0	0
1～5	0	0	0	0	0
5～10	0	0	0	0	0
10～15	0	0	0	0	0
15～20	0	0	0	0	0
20～25	0	0	0	0	0
25～30	0	0	0	0	0
30～35	3.99	1	7.96	0	0
35～40	0	0	0	0	0
40～45	0	0	0	0	0
45～50	2.50	1	2.45	1	2.55
50～55	5.17	1	3.22	2	7.42
55～60	22.01	6	35.64	1	6.68
60～65	26.74	4	31.56	3	22.22
65～70	51.31	8	89.88	4	27.61
70～75	50.74	12	99.06	3	17.19
75～80	42.64	4	29.00	7	58.32
80～85	190.23	17	300.51	5	84.63
85+	296.52	15	398.51	5	167.73

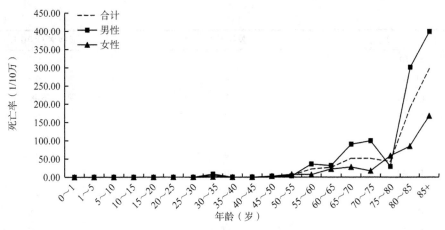

图 7-59　2015 年新疆生产建设兵团第八师胃癌年龄别死亡率

7.7.5　前列腺癌发病与死亡情况

前列腺（C61）

7.7.5.1　前列腺癌发病率

2015 年新疆生产建设兵团第八师前列腺新发病例共 77 例，均为男性。男性前列腺癌粗发病率为 13.49/10 万，中标率与世标率分别为 8.58/10 万与 7.90/10 万。男性前列腺癌发病率高于同期全国发病水平（表 7-59）。

7.7.5.2　前列腺癌死亡率

2015 年新疆生产建设兵团第八师肿瘤登记地区前列腺癌死亡总数为 30 例，均为男性。男性前列腺癌粗死亡率、中标率与世标率分别为 5.25/10 万、3.03/10 万与 2.85/10 万。男性前列腺癌死亡率高于同期全国死亡水平（表 7-59）。

表 7-59　2015 年新疆生产建设兵团第八师前列腺癌发病与死亡情况

例数	发病率（1/10 万）				例数	死亡率（1/10 万）			
	粗发病率	中标率	世标率	中国		粗死亡率	中标率	世标率	中国
77	13.49	8.58	7.90	6.59	30	5.25	3.03	2.85	2.61

7.7.5.3　前列腺癌年龄别发病率

前列腺癌年龄别发病率在 0～50 岁处于较低水平，随着年龄的增长呈波动上升趋势，在 85+岁年龄组达到高峰，为 398.51/10 万（表 7-60，图 7-60）。

表 7-60　2015 年新疆生产建设兵团第八师前列腺癌年龄别发病情况

年龄组（岁）	发病人数	发病率（1/10 万）
0～1	0	0
1～5	0	0

续表

年龄组（岁）	发病人数	发病率（1/10万）
5～10	0	0
10～15	0	0
15～20	1	6.68
20～25	0	0
25～30	1	4.99
30～35	0	0
35～40	0	0
40～45	0	0
45～50	1	2.45
50～55	13	41.83
55～60	5	29.70
60～65	6	47.34
65～70	12	134.82
70～75	10	82.55
75～80	4	29.00
80～85	9	159.09
85+	15	398.51

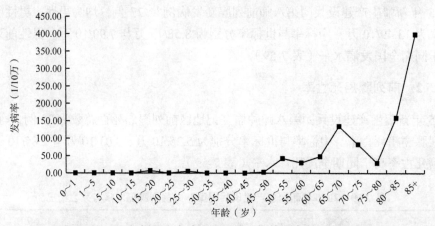

图 7-60　2015 年新疆生产建设兵团第八师前列腺癌年龄别发病率

7.7.5.4　前列腺癌年龄别死亡率

前列腺癌年龄别死亡率在 0～50 岁处于较低水平，在 50 岁以后随着年龄的增长呈波动上升趋势，在 80～85 岁年龄组达到高峰，为 185.97/10 万（表 7-61，图 7-61）。

表 7-61　2015 年新疆生产建设兵团第八师前列腺癌年龄别死亡情况

年龄组（岁）	死亡人数	死亡率（1/10万）
0～1	0	0
1～5	0	0
5～10	0	0

续表

年龄组（岁）	死亡人数	死亡率（1/10万）
10～15	0	0
15～20	1	6.68
20～25	0	0
25～30	0	0
30～35	0	0
35～40	0	0
40～45	0	0
45～50	0	0
50～55	1	3.22
55～60	1	5.94
60～65	1	7.89
65～70	2	22.47
70～75	0	0
75～80	1	7.25
80～85	16	282.84
85+	7	185.97

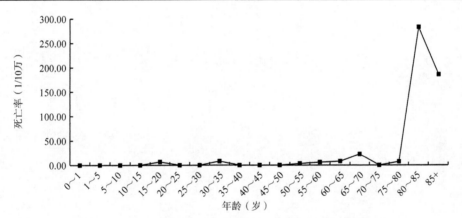

图 7-61 2015 年新疆生产建设兵团第八师前列腺癌年龄别死亡率